História da
Fisioterapia no Brasil
Dos Seus Primórdios à Fisioterapia
Baseada em Evidências

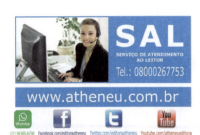

História da Fisioterapia no Brasil

Dos Seus Primórdios à Fisioterapia Baseada em Evidências

Emerson Fachin-Martins

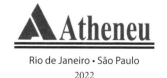

Rio de Janeiro • São Paulo
2022

EDITORA ATHENEU

São Paulo	—	*Rua Maria Paula, 123 - 18º andar*
		Tel.: (11) 2858-8750
		E-mail: atheneu@atheneu.com.br
Rio de Janeiro	—	*Rua Bambina, 74*
		Tel.: (21) 3094-1295
		E-mail: atheneu@atheneu.com.br

CAPA: Equipe Atheneu
PRODUÇÃO EDITORIAL: Elke Braga Kropotoff

CIP-BRASIL. CATALOGAÇÃO NA PUBLICAÇÃO
SINDICATO NACIONAL DOS EDITORES DE LIVROS, RJ

F127h

    Fachin-Martins, Emerson
        História da fisioterapia no Brasil : dos seus primórdios à fisioterapia baseada em evidências / Emerson Fachin-Martins. - 1. ed. - Rio de Janeiro : Atheneu, 2021.
        194 p. : il. ; 23 cm.

        Inclui bibliografia e índice
        ISBN 978-65-5586-358-1

        1. Fisioterapia - História - Brasil. 2. Fisioterapeutas - Brasil. I. Título.

21-73170	CDD: 615.820981
	CDU: 615.8(81)

Camila Donis Hartmann - Bibliotecária - CRB-7/6472

FACHIN-MARTINS, E.
História da Fisioterapia no Brasil. Dos Seus Primórdios à Fisioterapia Baseada em Evidências

© *Direitos reservados à EDITORA ATHENEU – Rio de Janeiro, São Paulo, 2022.*

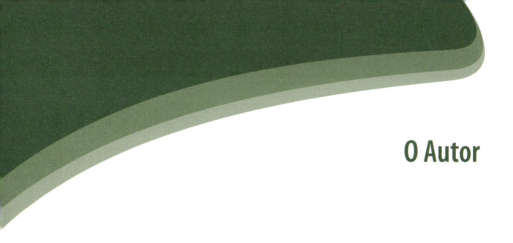

O Autor

Emerson Fachin-Martins

Graduado Bacharel em Fisioterapia pela Universidade Federal de São Carlos (UFSCar).

Mestre e Doutor em Psicologia na área de concentração de Neurociências e Comportamento pela Universidade de São Paulo (USP).

Professor-associado no Curso de Fisioterapia da Faculdade de Ceilândia (FCE) da Universidade de Brasília (UnB).

Professor Permanente no Programa de Pós-graduação em Ciências e Tecnologias em Saúde (PPGCTS) e no Programa de Pós-graduação em Ciências da Reabilitação (PPGCR), ambos vinculados à FCE/UnB.

Líder do Núcleo de Tecnologia Assistiva, Acessibilidade e Inovação (NTAAI) da Universidade de Brasília (UnB).

Líder da Divisão Brasileira da Equipe Associada Binacional: *Control and Automation for Coordination, Autonomy and Outstanding performance* (CACAO) – um time de pesquisa franco-brasileiro em parceria da UnB com o *Laboratoire d'Informatique, de Robotique et de Microélectronique de Montpellier* (LIRMM).

Gestor Empreendedor da Plataforma de Serviços Tecnológicos BEM-TE-VI, junto ao Parque Científico e Tecnológico (PCTec) da UnB.

Dedicatórias

Dedico esta obra às minhas duas produções mais genuínas, às pessoas cuja simples existência confirma o sentido à vida, pois, se eu morresse hoje, sei que parte de mim continuaria em vocês.

Dedico o fruto do meu esforço às crianças – hoje mulheres lindas e talentosas – que me surpreenderam com a magia que é me reconhecer em um perfil, um olhar, um sorriso, uma atitude, um gesto, um comportamento.

Dedico a inspiração que tive para escrever àquelas que me despertam continuamente emoções em tantas lembranças. Cada uma com sua particular simplicidade de fato e complexidade de significado.

Ao longo da escrita deste livro, resgato a memória de estar em frente ao espelho ensinando Sarah a pentear seus lindos cabelos da cor de chocolate ao leite. De parar de escrever para, na minha fúria de pai sentindo a dor da filha agredida, correr para a escola e reivindicar retratação pelo cyberbullying nefasto praticado por aqueles que tão rapidamente propagaram mentiras a respeito da Sofia. De dividir a escrita deste livro com a escrita das memórias de 15 anos de vida da Sarah, revista que produzi para presenteá-la e abençoá-la nessa fase de transformação de garota para mulher. De parar de escrever para ensaiar e sonhar com a coreografia de uma dança, ainda que não dançada com a Sofia, que no ano seguinte também completaria 15 anos de existência.

Sarah Marion Martins e Sofia Marion Martins, a vocês dedico este livro!

Agradecimentos

Dentre tantos agradecimentos, vou ater-me, nos parágrafos seguintes, a um dirigido à instituição que me acolheu e que representa tantas pessoas que direta ou indiretamente contribuíram para esta escrita, além de duas pessoas que, desprovidas de qualquer interesse pessoal, se destacaram pela contribuição e pelo apoio prestados para além do profissional.

Muito obrigado à Universidade de Brasília (UnB)! A universidade no coração de Brasília – propagadora, produtora e gestora de conhecimentos direcionados ao desenvolvimento tecnológico e à inovação em soluções para o bem-estar dos seres humanos em tão amplo sentido. UnB, sua linda, sou imensamente grato pelas inúmeras oportunidades que me concedeu de transformar e ser transformado por vidas (aqui agradeço aos estudantes). Agradeço o convívio com tantos sorrisos de tantas pessoas enquanto protegiam nosso patrimônio, higienizavam nossos ambientes, tramitavam nossos processos, compartilhavam em atas nossas experiências, preparavam nosso audiovisual para as aulas, prestavam suporte em tantas pequenas e grandes ações que precisaria de um outro livro para descrever (aqui agradeço aos servidores e terceirizados). Sou eternamente grato pela experiência decorrida da criação não apenas de mais um curso – nessa grandiosa Universidade – como também pela implantação de um novo *campus* na região administrativa mais populosa e carente do Distrito Federal: Ceilândia. Agradeço o ambiente favorável ao crescimento, à educação interprofissional e ao trabalho colaborativo – um espaço para produção de conhecimento, para o ato criativo, para o crescimento humano, para encontros formais e informais com professores incríveis (aqui agradeço aos professores). Este livro foi fruto oportunizado em mais de uma década de liberdade e incentivos para aprimorar e inovar. Não é somente gratidão, mas também orgulho de ser UnB.

Agradeço à advogada, professora e, principalmente, amiga Fabiana, pelo suporte profissional e afetivo que proporcionou na publicação deste livro. Fabiana Aparecida Ferreira Peres Borges, obrigado por existir, por ser parte da família – não de sangue, mas de coração –, por todo o apoio jurídico e pessoal e, sobretudo, por não me abandonar quando nem eu mesmo queria mais estar comigo.

Agradeço, por fim, a Eduardo Novaes de Oliveira Sena, jovem talentoso que dedicou muito de seu tempo, não apenas para revisar cada linha deste livro, mas também para estabelecer uma parceria que espero ser duradoura. Conquistou muito mais que meu respeito e minha admiração, contribuindo para reacender uma motivação perdida para produção intelectual, roubada pela depressão, ansiedade e pelo estresse do adoecimento mental – mal este tão favorecido pela solidão que me encontrava, potencializada em tempos de pandemia.

Obrigado!

Prof. Dr. Emerson Fachin-Martins

Professor, pesquisador e fisioterapeuta formado na década de 1990

Prefácio

No princípio era o verbo. E o verbo era auxiliar os médicos na tarefa de reabilitar.

Depois, os aqui nominados de diplomados foram se organizando e lutando para construir o que a Fisioterapia é hoje. O caminho não foi fácil, como poderá ser visto. Foi um caminho construído em conjunto e em várias frentes: São Paulo, Rio de Janeiro, Belo Horizonte, Recife, Brasília e tantas outras capitais onde o fisioterapeuta ia se inserindo.

Esta obra não é somente mais um livro sobre a história da Fisioterapia no Brasil. É um documento de suma importância para o resgate da trajetória de nossa profissão. Uma obra para não esquecermos os caminhos trilhados por Eugênio Lopez Sanchez, Danilo Vicente Define, Sonia Manso, Sonia Guzman, Ruy Gallard de Menezes, Laurentino Pantaleão, Wladimiro Ribeiro de Oliveira, Benedito José Ribeiro Duarte, Suely Marques e tantos outros.

Você, caro leitor, poderá observar que, para nós fisioterapeutas, o verbo é, foi e continuará sendo lutar.

Primeiro lutamos para que os cursos de Fisioterapia no Brasil tivessem um mesmo rumo, uma vez que cada um deles seguia sua própria estrutura de formação. Como o leitor poderá ver na presente obra, apesar de passarem a seguir um mesmo rumo, este não era o que desejávamos.

Depois, lutamos para que ela fosse considerada uma profissão de nível superior. Uma vez com a profissão reconhecida como formação universitária, precisamos lutar contra aqueles que queriam, por meio de projetos de lei, alterar o Decreto-lei nº 938/1969, que nos reconheceu como profissionais autônomos. Lutamos para que a reserva de mercado para os profissionais de saúde já reconhecidos não cerceasse a autonomia conquistada no referido Decreto-lei (do senador Nelson Carneiro, deputado Salvador Julianelli, dentre outros).

Tivemos que lutar para ter um Conselho Federal e para que o currículo mínimo da formação em Fisioterapia fosse de fato estruturado para um curso em nível superior com a autonomia garantida pelo mencionado Decreto-lei. O leitor poderá perceber que durante 19 anos (1964-1983) foram formados fisioterapeutas, profissionais de nível superior, porém com formação técnica e que, depois se tornaram professores, ensinando os conhecimentos recebidos (técnicos) para novos profissionais (em nível superior).

A partir do reconhecimento legal, houve a necessidade de lutarmos pelo reconhecimento formal, ou seja, o reconhecimento pela sociedade, uma vez que éramos, quando reconhecidos por algum cidadão brasileiro da época, "o moço da massagem", "o rapaz dos exercícios", "o enfermeirinho" e tantas outras alcunhas pelas quais nossos pacientes e familiares nos chamavam na ocasião histórica do surgimento dessa profissão.

Paralelamente, precisamos também lutar pelo reconhecimento científico, uma vez que muitas de nossas manobras, técnicas, estratégias e nossos métodos foram desenvolvidos empiricamente e ensinados pelos médicos (primeiros professores dos fisioterapeutas). Careciam de evidência científica.

Por exemplo, todos nós aprendemos que, para aplicar ondas curtas, não devemos deixar os cabos do equipamento se cruzarem, não devemos deixar os eletrodos encostarem diretamente na pele do paciente. Somente após averiguadas as recomendações mencionadas é que, então, acionaríamos o aparelho, perguntando ainda ao paciente se estava ficando "quentinho", deixando-o aquecer pelos arbitrários 20 minutos. Onde está a ciência nisso? Esse é um procedimento técnico, ensinado a técnicos com base nas recomendações de quem aplicava. A ciência, portanto, está em saber que, de acordo com o tamanho do eletrodo, da quantidade de tecido adiposo do paciente, da área a ser tratada, da intensidade X e em um tempo Y, podemos obter, ou não, um efeito averiguado em ensaio clínico. Isso se aplica a vários outros dispositivos e técnicas por nós empregados inicialmente sem evidência científica.

Além disso, lutamos para abranger outras áreas de atuação e não somente aquelas que nos foram ensinadas pelas primeiras escolas de formação. Para isso, criamos sociedades especializadas, realizamos eventos científicos para intercâmbio de informações, aprovamos cursos de pós-graduação em níveis *lato* e *stricto sensu*, criamos revistas científicas e publicamos esses novos conhecimentos metodologicamente produzidos em revistas de alto impacto mundial.

Depois, o novo desafio foi mostrar que não éramos apenas um profissional na equipe de reabilitação, muito menos um profissional restrito ao processo de reabilitação. Foi e está sendo preciso desvincular a Fisioterapia de um equivocado sinônimo de reabilitação, de modo que é possível ver cada vez mais popularizada a ideia de que reabilitação é um processo em que estão envolvidos vários profissionais além do fisioterapeuta, e que também atuamos em outros níveis de atenção à saúde para promover, manter, restaurar e maximizar estados de saúde.

Precisamos ainda lutar para que as empresas de saúde suplementar reconheçam nossos direitos, independentemente de solicitações de atendimento feito por outros profissionais, e que nos paguem valores dignos do trabalho realizado.

Necessitamos também lutar para mostrar que já existem evidências científicas robustas para o que fazemos: Fisioterapia. Para isso, teremos de conhecer mais profundamente os métodos científicos e de tratamento de dados, pois os níveis de evidência de alguns de nossos procedimentos ainda são baixos ou não foram sequer explorados, mostrando que são necessárias pesquisas bem delineadas e que explorem todo o repertório da terapia física para responder às questões de interesse da Fisioterapia.

O leitor, no entanto, deve estar se perguntando: por que tenho que estudar e conhecer a história da Fisioterapia e de suas lutas? A resposta você mesmo elaborará mediante a leitura deste intrigante livro. Já dizia o poeta que "precisamos conhecer a história para melhor planejar nosso futuro".

Encerro o honroso convite para escrever este prefácio parabenizando o professor Emerson Fachin-Martins pela coragem de se debruçar em livros, dissertações, teses, artigos e documentos, a fim de nos trazer de forma resumida acontecimentos que marcaram a trajetória da Fisioterapia no Brasil. Desejo que, ao estudar este livro, todos possam planejar seu futuro, contribuindo para o crescimento da Fisioterapia: uma concepção continuamente refletida e aprimorada por todos nós.

Prof. Dr. Renato da Costa Teixeira
Professor e fisioterapeuta diplomado na década de 1970

Apresentação

Conhecer o processo histórico que culminou no que, contemporaneamente, denominamos Fisioterapia faz parte do repertório de conteúdos iniciais a serem ministrados pelos professores aos estudantes que desejam se tornar fisioterapeutas nas universidades brasileiras. Somado a isso, reconhecer os primórdios da Fisioterapia nos capacita a valorizar sua existência e nos permite raciocinar sobre suas bases epistemológicas.[a] Estas servirão para a formação de uma identidade profissional bem definida, digna do valor social alcançado ao longo dos anos. Entretanto, olhar para o passado da Fisioterapia, buscando entender seu presente e projetar seu futuro, não é algo muito trivial, e tentarei explicar o que me convenceu a afirmar isso.

Ao contrário de outras profissões da saúde cujos profissionais já teorizaram sua atuação em um corpo de conhecimento próprio em busca de identidade profissional, a Fisioterapia ainda carece de ser pensada em suas esferas filosófica e existencial. Destaco como contraexemplo a Enfermagem, por meio de modelos teóricos e da sistematização da assistência de enfermagem – principalmente fundamentada por Wanda Horta. Em suas teorias, ela incorporou discussões filosóficas e existenciais na formação do enfermeiro, disponibilizando técnicas de observação sistematizadas, que permitem se estabelecer o diagnóstico de enfermagem, conferindo não apenas identidade profissional em sua prática como também uma base epistemológica da profissão.

Embora no campo da Fisioterapia já disponhamos de uma obra literária cuja notoriedade dispensa comentários,[b] ainda não temos uma obra do porte de "teorias da Fisioterapia", que sistematize o trabalho da Fisioterapia e o diagnóstico fisioterapêutico. Sob meu ponto de vista, existe uma carência de bases filosóficas dos fazeres fisioterapêuticos, o que sinaliza um grande caminho teórico a ser ainda trilhado pelos fisioterapeutas, ao pensar sua prática baseada em evidências – principalmente a partir da década de 1990, época em que me tornei fisioterapeuta. Estamos ainda, portanto, engatinhando em nossas bases teóricas.

---

[a] Qualidade do que é epistêmico, fundamentado no estudo crítico das premissas, das conclusões, dos métodos dos diferentes ramos do conhecimento científico das teorias e das práticas. Por alguns estudiosos, epistemologia é considerada a teoria do conhecimento.

[b] Refiro-me ao livro dos professores Rebelatto e Botomé, os quais fizeram o primeiro retrato histórico da Fisioterapia no Brasil, ao estudarem o objeto de trabalho e a formação dos fisioterapeutas.

Esclarecida a não trivialidade, já informo que este livro não será ainda uma proposta para a finalidade de estabelecer as teorias da Fisioterapia, porém lança o desafio ao reconhecer um período de Fisioterapia Científica e Tecnológica no Brasil. Creio que o momento em que escrevo este livro coincide com o que a Fisioterapia começou a amadurecer em suas bases teóricas, podendo contar com reflexões e sistematizações capazes de nos empoderar para trilhar o caminho já percorrido pela Enfermagem. Assim, encorajo os fisioterapeutas a teorizar a Fisioterapia e a buscar modelos, sistematizações e conjecturas que deem respaldo teórico a nossa profissão.

Ao começar a escrever esta apresentação, lembrei-me de uma conversa que tive, no início da minha carreira como docente, com um colega fisioterapeuta e também professor, Joemilson Guimarães, quando chegamos a uma conclusão interessante a respeito das bases teóricas da Fisioterapia: elas não existiam. Em nossa reflexão, tínhamos concluído que a Fisioterapia nascera por demanda, e os fisioterapeutas ainda não tinham dedicado parte suficiente de seu tempo e de sua existência para teorizar os próprios saberes e fazeres. Ademais, também não haviam fundamentado as bases epistêmicas do surgimento da Fisioterapia e sua identidade. Salvo a tentativa quase isolada da obra dos professores Rebelatto e Botomé, cuja segunda edição foi publicada em 1999, ainda não temos à nossa disposição as teorias da Fisioterapia, e a história contada por eles se encerra na década de 1980.

Ao que parece, nós fisioterapeutas ainda predominantemente experimentamos a Fisioterapia e pouco a racionalizamos. Assim, teorizá-la por meio do conhecimento que já acumulamos ao longo do tempo de sua existência, com um olhar para o passado e uma reflexão sobre nossa atual e futura profissão, ainda é um desafio e um marco a ser transpassado na história da Fisioterapia no Brasil que aqui objetivo sistematizar.

Assim como muitos colegas que já me antecederam em propor uma obra de cunho mais histórico, ao escrever este livro, pretendo também olhar para o passado, como diz o título – reforçado no subtítulo pela palavra *primórdios*. Certamente não o faço com o cuidado metodológico que fez o fisioterapeuta e professor Fábio Batalha Monteiro de Barros – pessoa que eu ainda não tive o prazer de conhecer pessoalmente, mas cuja obra literária admiro e utilizo como parte da minha busca pessoal por conhecer melhor a história e o presente da profissão que escolhi exercer há alguns anos.

Também não o faço como poderia ser feito pelo fisioterapeuta e professor Renato da Costa Teixeira, que viveu parte da história que será contada nesta obra. Por ter vivido o relato histórico e por sua formação e experiência de vida, em desprendimento e entusiasmo em compartilhá-los comigo, ele proporcionou-me uma visão mais real e concreta do fisioterapeuta, descrita ao relatar como se estabeleceram as escolas de formação na década de 1970. Ademais, seu depoimento e seus documentos pessoais me ajudaram a trazer mais realidade, vida e ilustração para este livro.

Também fui motivado pela dissertação de mestrado da fisioterapeuta e professora Valéria Rodrigues Costa de Oliveira, cuja descrição feita já no capítulo de introdução inspira valor e subsídios fundamentais a serem incorporados na formação de fisioterapeutas. Nesse sentido, mostra um senso de responsabilidade em prestar a devida atenção a ser considerada para a disciplina de Fundamentos de Fisioterapia – ofertada para calouros e um tanto desprestigiada perante as disciplinas de caráter mais técnico e prático ao longo do fluxo de formação dos fisioterapeutas pelo Brasil.

Com esta obra, pretendo delinear e detalhar períodos do processo histórico de surgimento e progressão da Fisioterapia no Brasil ao longo da linha do tempo já desenhada para a história da humanidade (o periodizar). Estabeleço marcos temporais bem definidos que ajudam os estudantes a localizar no tempo-espaço quais foram as etapas de evolução da terapia física (os fazeres), culminando na formação de um diplomado com exercício profissional garantido por Decreto-lei (o ser profissional). Discuto ainda a apropriação do conhecimento fisioterapêutico ou fisioterápico (os saberes) que continuamente tem se acumulado e está disponível no cenário da Fisioterapia contemporânea.

Também tenho como intenção discorrer, sempre que possível e conveniente, sobre evidências (a ciência), desenvolvimento (as tecnologias) e inovação (a transferência tecnológica) que nos permitam ultrapassar os limites de uma carreira profissional meramente clínico-assistencial, adentrando em campos científicos, tecnológicos, políticos e empresariais que nos farão repensar ainda mais a formação e atuação do fisioterapeuta contemporâneo.

Nessa lógica, a humanidade acumulou uma quantidade inesgotável de informações que nos permitem facilmente caracterizar tudo o que a Fisioterapia já representa e, ainda, o que ela pode representar – desde os primeiros indícios que nos possibilitam divagar sobre a ideia de que o homem manipulou agentes físicos para aliviar desconfortos até os mais recentes artigos científicos (o conhecer) e registros de patente de protótipos apreendidos. Quem sabe esta obra incite o pontapé inicial da teoria da Fisioterapia que mencionei?

Ao compor este livro, reuni, de um lado, meu desejo de produzir um material introdutório pleno em fonte de informação referenciada facilmente compreendida por calouros dos cursos de Fisioterapia; e do outro, minha vivência de 20 anos de dedicação ao ensino da Fisioterapia,[c] minha trajetória de 24 anos de dedicação à pesquisa[d] e minha história pessoal na Fisioterapia – já perfazendo 26 anos, desde que comecei a estudar no curso de Fisioterapia da Universidade Federal de São Carlos (UFSCar), na saudosa turma de 1995. Creio que o passar dos anos transforma todo ser humano em um contador de histórias, um dos motivos pelos quais fui encorajado a contar a história narrada neste livro, marca de meus 23 anos de bacharel em Fisioterapia.

Ao olhar para meu passado e o da Fisioterapia, hoje me sinto inspirado a produzir algo que possa contribuir para a formação dos futuros fisioterapeutas que, assim como fiz no passado, atualmente abraçam a Fisioterapia como profissão e estão ingressando em cursos da área pelo Brasil. Desejo que você, leitor, aproveite cada linha estruturada pelos capítulos deste livro como se fosse uma busca para reconhecer as origens e o paralelo destas com a contemporaneidade da Fisioterapia no país.

Com uma dor enorme no coração, encerro minha apresentação, prestando homenagem póstuma ao professor Darlei Lazaro Baldi, também fisioterapeuta e amigo, a quem serei eternamente grato por me ensinar que, enquanto fisioterapeuta, posso orientar e guiar minhas mãos para aliviar a dor e o desconforto dos que sofrem. Em nosso último encontro,

---

[c] Em 2001, assinei meu primeiro contrato como professor, no Centro Universitário Sant'Anna, na zona norte de São Paulo, capital.

[d] Em 1997, ingressei no Programa de Iniciação Científica sob a orientação da querida professora Keiko Okino Nonaka.

quando ainda nos aglomerávamos no Congresso Brasileiro de Ensino em Fisioterapia, lembro-me de seu entusiasmo com as inovações no ensino da Fisioterapia. Querido professor, lamento não poder usar minhas mãos para aliviar a dor que todos nós sentimos por você se juntar às mais de 500 mil pessoas cujas vidas foram ceifadas pela COVID-19 no Brasil.

Prof. Dr. Emerson Fachin-Martins
Professor, pesquisador e fisioterapeuta formado na década de 1990

Sumário

Parte I – Estruturação da Fisioterapia no Brasil, 1

1 Como Periodizar a Fisioterapia no Brasil, 3

2 Fisioterapia Procedimental – Terapia Física e Reabilitação, 13

3 Surgimento de uma Nova Classe de Trabalhadores Regulamentados, 23

4 Influências dos Modelos de Formação e dos Modelos Assistenciais, 29

5 Fisioterapia Profissional – O Fisioterapeuta, 53

6 Sistema de Conselhos Federal e Regionais – COFFITO-CREFITO, 67

Parte II – Estruturação da Fisioterapia Atual no Brasil, 79

7 Transição de Modelos de Formação e Repercussões na Fisioterapia, 81

8 Da Pré-história aos Dias Atuais – O Papel Social da Fisioterapia no Mundo, 87

9 Fisioterapia Científica e Tecnológica – O Conhecimento Fisioterápico, 101

10 Fisioterapia Baseada em Evidências –
A Definição de Nosso Objeto de Estudo, 113

11 Classificação da Terapia Física e do Instrumental Fisioterapêutico, 119

12 O Fisioterapeuta Formado na Universidade de Brasília, 153

Posfácio, 167

Índice Remissivo, 171

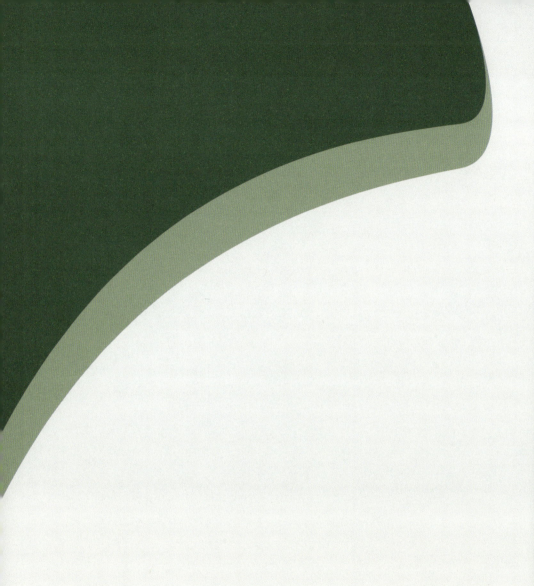

Parte I

Estruturação da Fisioterapia no Brasil

CAPÍTULO 1

Como Periodizar a Fisioterapia no Brasil

Observei ao longo da história da humanidade que a prestação de um serviço especializado sempre antecede o surgimento de um profissional. Para mim, o principal exemplo histórico do que afirmo foi o surgimento do comércio, que antecedeu o comerciante (burguesia), mudando toda a ordem mundial e abrindo espaço no tempo para o surgimento do capitalismo.[1]

Para o surgimento do fisioterapeuta parece não ter sido diferente, conclusão alcançada ao buscar os indícios que serão relatados neste capítulo. Confirmamos que os procedimentos fisioterapêuticos, mencionados neste livro como terapia física, surgiram bem antes de uma pessoa especializada na sua aplicação. Em particular no Brasil, a Medicina Física e de Reabilitação deu início a um movimento que culminou na regulamentação da formação de um diplomado em Fisioterapia – antecedendo até mesmo a regulamentação do profissional fisioterapeuta.[2,3]

Fundamentados nessa constatação e com base nos marcos temporais dos documentos oficiais reguladores da Fisioterapia no Brasil, podemos propor uma periodização bastante precisa, considerando as datas registradas em documentos empregados para periodizar essa história. Portanto, esperamos favorecer a compreensão do seu surgimento e da evolução do papel social da Fisioterapia na nossa nação ao apontar as relações entre micro e macromanifestações do que passou a ser reconhecido como Fisioterapia nos diferentes momentos da história do Brasil sistematizada em períodos.[4]

Para que possamos visualizar a progressão de eventos e fatos que originaram a Fisioterapia como a conhecemos atualmente – desde seu surgimento no Brasil e como parte de outros eventos históricos no mundo que contribuíram para definir a história da nossa nação –, nada melhor que inserir a história da Fisioterapia no Brasil, que será estudada neste livro, na linha do tempo que estabelece os grandes períodos da história da humanidade (Figura 1.1).

Perceba que muito aconteceu no mundo e no Brasil até o momento que identificamos os primórdios de atividades formadoras de um conjunto de procedimentos conhecidos como Terapia Física ou Fisioterapia. Constate também que a Fisioterapia que estamos mencionando no início desse período era um mero conjunto de ações

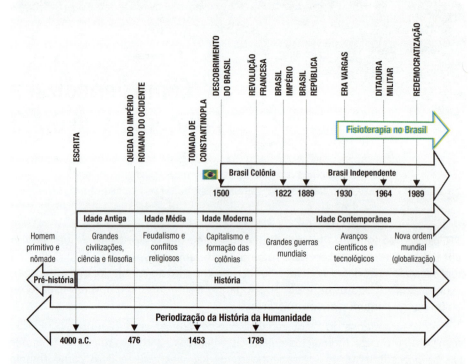

Figura 1.1. História da Fisioterapia no Brasil inserida na linha do tempo da história da humanidade. Na base dessa representação, indicamos a reta (que é infinita progressiva e regressivamente) do tempo, com destaque para os anos que constituem marcos temporais que delimitaram os grandes períodos históricos da humanidade. Sobrepostas em direção ao topo desta ilustração, definimos semirretas, a começar pela semirreta regressiva que representa a fase da pré-história (anterior ao surgimento da escrita) e a semirreta progressiva que indica a história da humanidade desvendada a partir de relatos escritos. Projetada mais superiormente, está a semirreta com os grandes períodos históricos. Em seguida, uma semirreta indicando a periodização da história brasileira, com alguns marcos temporais relevantes que influenciaram a história da Fisioterapia no Brasil. Ela está indicada no topo, com destaque na cor verde. No corpo da ilustração, encontra-se também um conteúdo informativo que destaca as principais características da humanidade em cada período ao longo do tempo.
Fonte: Desenvolvida pela autoria.

terapêuticas. Assim, o marco do surgimento da Fisioterapia no Brasil é definido por fazeres, por técnicas e métodos terapêuticos vinculados ao exercício profissional da medicina em um contexto de reabilitação.

Nos capítulos que se seguem, detalharemos bem esse surgimento e seus contextos, uma vez que a intenção primordial é periodizar a história da Fisioterapia no Brasil segundo a lógica de periodização da história da humanidade. Sob meu ponto de vista, essa estrutura permite compartimentalizar cenários históricos com bastante precisão,

Como Periodizar a Fisioterapia no Brasil **5**

de maneira a contribuir com o propósito da compreensão facilitada dos eventos e acontecimentos que influenciaram o surgimento e maturação da Fisioterapia no Brasil.

Os primeiros indícios de serviços de reabilitação que claramente incorporavam terapia física como opção de tratamento indicam que a Fisioterapia começou a aparecer no Brasil no início do século XX[a] (mais precisamente, podemos adotar o ano de 1919), antecedendo o período histórico brasileiro que conhecemos como Era Vargas (Figura 1.1).[5]

No período em questão, todos os procedimentos de cura não odontológicos ou veterinários eram exercidos pelos médicos ou ficavam sob sua responsabilidade técnica. Para trabalhar, as pessoas delegadas à aplicação da terapia física tinham como única exigência o registro no Departamento Nacional de Saúde Pública.[3] Elas passaram a ser formadas por escolas que emitiam diplomas de formação técnica, mesmo que sem regulamentação para o exercício profissional, e por conseguinte, são denominadas diplomadas neste capítulo. Assim, estes "diplomados" constituíam uma mão de obra invisível, visto que ainda não dispunham de formação regulamentada, normativas profissionais ou ainda direitos trabalhistas. A propósito, os direitos trabalhistas de qualquer trabalhador foram aquisições bem posteriores a esse período, dentro da mencionada Era Vargas.

Conforme relatou o professor Barros em seu livro – no capítulo que retrata as disputas profissionais pelo controle das atividades de reabilitação –, já em 1932, o Poder Legislativo começou a criar normas para regimentar as atividades profissionais distintas no campo da saúde. Outrora, somente eram ocupadas pelas três profissões supracitadas (Medicina, Odontologia e Medicina Veterinária), as únicas reconhecidas (visíveis) nesse período.[3]

Veremos em breve que, apenas a partir de 1963, por meio do Parecer nº 338/1963 do Conselho Federal de Educação,[6] uma comissão de peritos nomeados pelo governo federal emitiu suas apreciações sobre como o fisioterapeuta,[b] ainda desconhecido pela quase totalidade da sociedade, deveria ser formado. Esse documento subsidiou a publicação da Portaria Ministerial nº 511/1964, que fixou os parâmetros mínimos de conteúdo e duração para o curso de formação em Fisioterapia. Esse Parecer, bem como a referida Portaria não constituíam ainda documentos reguladores do exercício profissional, porém já configuravam documentos regulatórios da formação de um diplomado cuja profissão seria regulamentada posteriormente – ainda que seu exercício não tivesse sido mencionado na Portaria. Especificamente no Parecer, alguns trechos apontavam recomendações restritivas da autonomia do diplomado em surgimento.[6]

Embora ainda não houvesse qualquer documento especificamente publicado para regulamentar o exercício trabalhista desse diplomado – visto que o Parecer em questão gerou uma Portaria que tratava da formação em Fisioterapia e não do exercício profissional –, relatos no Parecer nº 338/1963 revelam primícias do que as pessoas envolvidas com as discussões de formação em saúde esperavam do então diplomado.

---

[a] Cada século é contado a partir dos 100 anos primeiros completos, ou seja, o primeiro século corresponde ao período de 1 a 100 anos. Assim, o século II corresponde ao período de 101 a 200 anos. Pela mesma lógica, o século XX corresponde ao período de 1901 a 2000.

[b] Talvez não fosse este o nome dado a este profissional na época, motivo pelo qual o chamaremos a partir daqui de diplomado.

Uma iniciativa formada pelos próprios diplomados em Fisioterapia e pelas escolas de formação da época já havia mobilizado algumas lideranças, que enviaram ao Congresso Nacional, no ano de 1958, um projeto de lei, na tentativa de regulamentar a profissão. No entanto, este seria arquivado, e os detalhes de como isso ocorreu serão mais bem descritos em capítulos posteriores deste livro. Por ora, é importante compreender que o contexto citado abriu caminho para uma sequência de eventos e acontecimentos essenciais para a regulamentação do exercício profissional, a acontecer seis anos mais tarde, em 1969.

Interessante também foi constatar que a regulamentação da formação e do exercício profissional do fisioterapeuta sempre aconteceu em paralelo com a do terapeuta ocupacional. Inclusive, na maioria das vezes, as regulamentações de ambas as formações e profissões estiveram presentes nos mesmos documentos para os dois tipos de diplomados. Na ocasião dessas regulamentações, o diplomado de Fisioterapia se incumbia da terapia física, enquanto o de Terapia Ocupacional, da terapia mental; ainda que essa incumbência não represente mais as habilidades e competências de que esses dois profissionais disponham para intervir.

Diante dos fatos e acontecimentos descritos até então, imaginemos o cenário que se formou neste período – um momento em que existiam escolas de formação em Fisioterapia diplomando terapeutas. Em adição, a sociedade recebia terapeutas perante a inexistência da regulamentação específica para o exercício profissional desse diplomado que pudesse ser devidamente respaldado por lei.

Nos capítulos que descreverão em detalhes os períodos aqui considerados para compartimentalizar a história da Fisioterapia no Brasil, algumas informações de momentos históricos serão mencionadas para fornecer elementos de reflexão sobre modelos que influenciaram a concepção do que reconhecemos como Fisioterapia, bem contextualizados no espaço-tempo e no cenário histórico e social de cada período considerado. Em particular, na época do surgimento das primeiras atividades identificadas como aplicação de terapia física,[5] o Brasil partia da Primeira República (ou República Velha), conhecida pela Política do Café com Leite, para viver a Era Vargas (Figura 1.1) – avançando no que diz respeito a conquistas trabalhistas.[7] Na sequência, a ditadura militar e, posteriormente, a redemocratização iniciada em 1989, implantada pela Constituição Federal de 1988, também mudaram o modelo liberalista para um modelo democrata-social de saúde.[8]

Movimentos presentes em cada um dos fatos citados encadearam mudanças no modelo de atenção à saúde, antes visto como um produto (bem de mercado), para um modelo entendido como direito civil e dever do Estado. Iniciou-se, então, um processo de transição da atenção em especialidades dentro de um modelo hegemônico de assistência para a perspectiva da integralidade, abrindo espaço para a proposição de um modelo contra-hegemônico.[1] Para um aprofundamento sobre esses modelos e uma análise comparativa de como a transição de um ao outro repercutiu na história da Fisioterapia no Brasil, discutiremos no Capítulo 4 as influências dos modelos de formação e de atenção em saúde que marcaram o período estudado. Entretanto, continuemos aqui somente com o objetivo de periodizar a história de nossa profissão.

Uma vez introduzida a forma de prestação de serviços de saúde no modelo hegemônico (procedimentos comercializáveis), fica mais fácil e coerente compreender

Como Periodizar a Fisioterapia no Brasil **7**

o surgimento de uma Fisioterapia mais procedimental, composta por um conjunto de técnicas e métodos (terapia física), oferecidos como um produto (bem de mercado) por empreendedores da saúde (profissionais liberais, hospitais ou serviços médicos) ou por instituições filantrópicas (Santa Casa e outras). Esse é o motivo de definirmos neste livro o primeiro período da Fisioterapia no Brasil como Fisioterapia Procedimental – cujas características e detalhamentos serão descritos em capítulo próprio.

Como antecipado, a falta de regulamentação do exercício profissional do diplomado em Fisioterapia durou até 1969, quando um evento muito particular – a ser discutido no Capítulo 5 – mudou o período considerado procedimental para um período em que o fisioterapeuta começou a existir no cenário de profissões, visto que passou a haver uma pessoa especializada na aplicação do procedimento (terapia física). Iniciou-se o que chamaremos de Fisioterapia Profissional, o segundo período da história da Fisioterapia no Brasil.

Ao fim da década de 1970, a sociedade brasileira passou a presenciar a transição de uma aplicação da terapia física por diplomados sem respaldo na lei para a execução de atividades por diplomados com ações regulamentadas e de ato privativo da categoria de trabalhadores emergentes, oriundos das escolas de formação já regulamentadas – aspecto importante para um momento histórico em que procedimentos de saúde eram ainda considerados bens de mercado (modelo neoliberalista).

Notem que o texto introdutório deste capítulo nos permite estabelecer um marco inicial da história da Fisioterapia na transição da Primeira República (Política do Café com Leite) para a Era Vargas (Figura 1.2). Como mencionado, não coincidentemente, esse foi o período em que as leis trabalhistas estavam em implementação e, consequentemente, as disputas trabalhistas estavam em pauta não apenas no campo da saúde.

Antes de existir terapia física vinculada aos serviços de reabilitação, havia outras atividades que poderiam ser reconhecidas como formas de Fisioterapia. Contudo, neste livro, convencionamos que o surgimento da Fisioterapia no Brasil se deu pela incorporação de um conjunto de procedimentos terapêuticos (terapia física) realizados por um potencial trabalhador que não era o médico – considerando os contextos do processo de reabilitação e o início do momento em que encontramos indícios documentais da fundação de instituições e serviços relacionados com essa prática.

Em um artigo sobre a história e origem da Fisioterapia, publicado em 1994, os professores Amélia Pasqual Marques e Eugênio Lopes Sanches[5] apontaram dois indícios documentais desse começo da Fisioterapia no Brasil na transição citada e indicada na Figura 1.2. Foram eles:

i. A fundação do Departamento de Eletricidade Médica pelo professor Raphael de Barros, em 1919, na Faculdade de Medicina da Universidade de São Paulo (USP).

ii. A implementação do serviço de Fisioterapia do Instituto do Raium Arnaldo Vieira de Carvalho no Hospital Central da Santa Casa de Misericórdia de São Paulo, em 1929.

Por meio dos acontecimentos citados, conseguimos, então, convencionar um ponto de partida que represente o primeiro indício documental de comprovação da prática que envolve a terapia física. Entretanto, somente estabelecer onde começa não é suficiente para periodizar de forma que possamos compreender a evolução

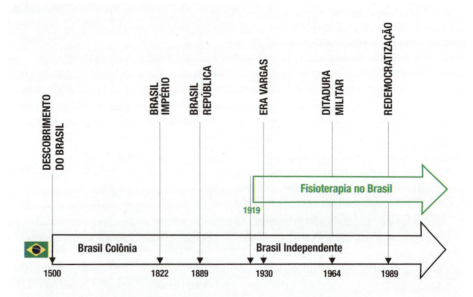

Figura 1.2. Recorte na linha do tempo da história do Brasil em que a história da Fisioterapia foi delineada neste livro por um marco temporal documentado, destacando 1919 como o ano oficial de surgimento: primeiro indício documental de aplicação da terapia física.
Fonte: Desenvolvida pela autora.

histórica e o significado que a Fisioterapia passou a representar na sociedade brasileira – muito menos afirmar que, antes desse marco, não houvesse atividades identificadas como terapia física.

Para a lógica de periodização pensada neste livro, sistematizou-se um racional pela analogia em que se considera o surgimento da escrita um marco temporal para a história da humanidade. No contexto da análise histórica da humanidade, a escrita demarca a separação entre a história e a pré-história, por permitir, a partir de então, o registro escrito dos acontecimentos. Ou seja, delimita um ponto, mas não significa que antes de a escrita existir não houvesse história; esta somente não era registrada pela escrita.

Apoiados no raciocínio viabilizado pela analogia descrita, refletimos sobre a seguinte lógica: antes do documento que registra a fundação do Departamento de Eletricidade Médica, que institucionalizou o uso da eletricidade como modalidade terapêutica (terapia física), não existia um indício documental do marco temporal inicial de quando o uso de agentes físicos com finalidade terapêutica fora introduzido na prática médica; isso não significa que a prática em si não existisse antes disso, mas definiu um início a ser considerado em um sistema de periodização.

Pelo motivo supracitado, por mais que seja conveniente estabelecer o ano de 1919 como o início da história da Fisioterapia no Brasil – e assim o fizemos neste livro –, vamos também propor uma origem que considere um ponto de partida no passado para o presente, bem como uma reflexão sobre a Fisioterapia enquanto procedimento (terapia física) de um ponto regredindo ao passado e sobre a Fisioterapia enquanto caminhando para uma atividade profissional (fisioterapeuta) desse ponto e progredindo ao presente. Analisemos, então, a Figura 1.3.

Notem que a origem em 1919, no modelo de periodização proposto, permanece como o ano histórico do surgimento da Fisioterapia no Brasil. Contudo, introduzimos também um ano de origem semântica[c] da Fisioterapia – o ano de 1964 –, quando foi publicada a Portaria Ministerial MEC nº 511/1964,[9] orientada pelo Parecer CFE nº 388/1963.[6]

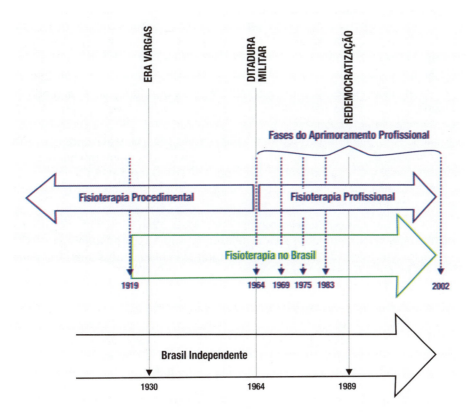

Figura 1.3. Linha do tempo da história da Fisioterapia em seu recorte dentro da história do Brasil, com a proposição de uma periodização com duas origens: uma na fundação do Instituto de Eletricidade Médica em 1919 (origem do surgimento) e outra na Portaria nº 511/1964 (origem semântica).
Fonte: Desenvolvida pela autoria.

---

[c] Ciência que estuda a evolução do significado das palavras, signos e símbolos que estão a serviço da comunicação; semiologia. (Fonte: http://michaelis.uol.com.br/busca?r=0&f=0&t=0&palavra=semantica.)

Em 1964, por ato regulatório, a palavra Fisioterapia deixa de expressar somente o significado de procedimento (a terapia física) e passa a também expressar o significado de formação de um profissional (o fisioterapeuta), ainda que esta profissão não tenha sido regulamentada em nível trabalhista até o ano de 1969.[10]

Considerando a origem semântica no ano de 1964, podemos, então, delimitar o fim do primeiro período da história da Fisioterapia no Brasil: o período da Fisioterapia Procedimental. A Figura 1.3 nos permite analisar que o ponto de origem semântico põe fim a um período em que a Fisioterapia expressava somente a terapia física e dá início a um segundo período em que a Fisioterapia também expressa significado de profissão, independentemente de regulamentação.

O segundo período (Fisioterapia Profissional) parte de um marco bem definido nesse modelo de periodização. Esse período, porém, constitui um fim do período anterior? Qual seria o marco temporal para delimitar o fim de um período e o início de outro? Não se estenderia o período da Fisioterapia Procedimental ao Profissional, e ambos estariam presentes até os dias de hoje?

Essas indagações demandam uma reflexão mais aprofundada, e, partindo do pressuposto de que, do ponto de vista semântico, a palavra Fisioterapia incorporou o significado profissional sem perder o procedimental, podemos convencionar que o limite do segundo período não seria um fim propriamente dito, mas, sim, a incorporação de um novo significado à Fisioterapia – um momento de mudança de *status*. Dessa maneira, ao longo dos períodos da Fisioterapia aqui sistematizados, não teríamos fins, mas, sim, transições pela incorporação semântica do que a Fisioterapia passa a representar a partir de então.

No tocante ao período da Fisioterapia Profissional, qual seria um novo aspecto semântico a ser incorporado a seu significado já duplo (procedimento-profissão) para marcar a transição do período da Fisioterapia até então: Profissional? E quando, enquanto marco temporal?

Antes de propor o próximo marco temporal, com base em uma nova incorporação semântica do que expressa a Fisioterapia – momento esse que não delimita o fim do período da Fisioterapia Profissional, mas, sim, o início de transição para um novo período –, identificamos acontecimentos e publicações de documentos oficiais que se seguiram nos anos de 1969, 1975, 1983 e 2002. Os anos em questão permitem delimitar fases dentro do período da Fisioterapia Profissional que, além de promover uma evolução da formação e do exercício profissional do fisioterapeuta, prepara a Fisioterapia para esse terceiro período histórico no Brasil. Todos os anos citados contribuíram para o aprimoramento do significado profissional incorporado à Fisioterapia. Por conseguinte, não são pontos de finalização (transição) para um novo significado, mas, sim, pontos de aprimoramento e refinamento incorporados à profissão-procedimento.

Definidas essas fases, conforme proposto, antes de finalizar nosso modelo de periodização da história da Fisioterapia no Brasil, precisamos responder às indagações levantadas e definir o marco temporal que incorporou um terceiro significado no que expressa a Fisioterapia. Resgatando o que já foi refletido sob a perspectiva semântica, com o refinamento profissional e, principalmente, com o aumento na busca de capacitação acadêmica e científica pelos fisioterapeutas – cada vez mais engajados na busca de formação em cursos de pós-graduação *stricto sensu* (mestrado e doutorado) –, presenciamos, em paralelo às fases de aprimoramento na formação de fisioterapeutas, um desenvolvimento exponencial do conhecimento fisioterápico e do surgimento de uma classe de fisioterapeutas pesquisadores.[11]

Com os inúmeros fisioterapeutas, impulsionados pelas oportunidades de trabalho na docência oferecidas por faculdades, centros universitários e universidades, surge a massa de profissionais interessados na pesquisa e engajados na defesa de dissertações e de teses em programas de mestrados e doutorados.[11,12] Consolida-se, então, uma sistematização de conhecimentos adquiridos em distintas áreas das ciências para formar uma gama de conhecimentos e uma base teórica de que hoje podemos nos apropriar e considerar próprios da Fisioterapia – o que denominaremos conhecimento fisioterápico.[d] Essa apropriação e produção de conhecimento em outras ciências – que resultam em um consequente acúmulo de conhecimento fisioterápico – é o fato que vou convencionar para demarcar a incorporação de um novo significado no que expressa a Fisioterapia – nesse modelo de periodização –, pautada até então no binômio procedimento-profissão. Com essa convenção, a Fisioterapia passa também a expressar o significado de ciência, criando um marco temporal de incorporação do novo significado, o momento da Fisioterapia Baseada em Evidências. Eis o marco temporal que procurávamos! Nesse sentido, a reflexão se materializa na definição de quais acontecimentos e de que ano um marco temporal para a transição do período da Fisioterapia Profissional para o período da Fisioterapia Científica e, ouso dizer, também Tecnológica será estabelecido.

Escolhi o ano de 1996 para demarcar o período da Fisioterapia Científica e Tecnológica proposta neste livro, considerando a criação, no Brasil, do primeiro e genuíno programa de pós-graduação em Fisioterapia. Naquele ano, um conjunto de docentes e pesquisadores doutores da Universidade Federal de São Carlos (UFSCar) teve sua proposta de programa de mestrado em Fisioterapia recomendada pela Coordenação de Aperfeiçoamento de Pessoal de Nível Superior (Capes), mais precisamente em 19 de dezembro de 1996. Em particular, em meu segundo ano de faculdade como estudante de Fisioterapia.

No objetivo da proposta apresentada à Capes, o programa pretendia oferecer condições acadêmicas necessárias para que o fisioterapeuta adquirisse um repertório teórico e metodológico, tornando-se apto a exercer as atividades de docente em nível universitário e iniciá-lo na carreira de pesquisador. Assim como os demais períodos delimitados neste capítulo, o período da Fisioterapia Científica e Tecnológica será detalhado em um capítulo exclusivo. A história da Fisioterapia no Brasil, agora devidamente sistematizada em três períodos neste livro, nos revela uma rápida e promissora evolução. Se considerarmos o marco de surgimento da Fisioterapia no Brasil em 1919, já completamos um século de existência da Fisioterapia no Brasil, expressando, então, um trinômio de significados: procedimento-profissão-ciência/tecnologia.

---

[d] Optei por não qualificar o conhecimento como fisioterapêutico, escolhendo o qualificador fisioterápico, para diminuir a ênfase do aspecto procedimental que o termo terapêutico carrega. Quanto à ciência, o conhecimento produzido não é somente em estudos do efeito terapêutico (relativo à terapia) em ensaios clínicos, mas também em tudo o que é fisioterápico (relativo à fisioterapia), no que se refere a procedimentos de avaliação, métricas, desenvolvimento tecnológico, observação epidemiológica e outros.

12 História da Fisioterapia no Brasil

Temos nos dias atuais respaldo regulamentado por documentos oficiais que garantem autonomia profissional e formação inovadora no percurso formativo do fisioterapeuta que exercerá essa autonomia, e dispomos de inúmeros programas de capacitação em nível superior *stricto sensu* (mestrado e doutorado) e *lato sensu* (especializações), que proporcionam uma verdadeira revolução por minuto na produção de conhecimento acadêmico e científico; e no desenvolvimento tecnológico e de inovação em produtos assistivos e fisioterapêuticos, criadores de um espaço ilimitado para seguir aprimorando a Fisioterapia.

Finalizo este capítulo reforçando o caráter didático e teórico do sistema de periodização proposto, enquanto favorecedor da compreensão do processo histórico, que culminou na Fisioterapia como a conhecemos nas primeiras décadas do século XXI. Na sequência planejada para esta obra, o leitor encontrará uma discussão mais detalhada de cada período aqui delimitado, com o intuito de conduzi-lo a construir uma identidade do que a Fisioterapia Contemporânea representa de maneira ampla e irrestrita – reflexão valiosa para a formação de uma identidade e para estabelecer as bases daquela teoria da Fisioterapia mencionada na Apresentação deste livro.

Referências bibliográficas

1. Boito Jr. A. Estado burguesia no capitalismo neoliberal. Rev Sociol e Polit. 2007;(28):57-73.
2. Rebelatto JR, Botomé SP. Fisioterapia no Brasil. 2ª ed. Barueri: Manole; 1999. 312 p.
3. Barros FBM. Profissão Fisioterapeuta: história social, legislação, problemas e desafios. Rio de Janeiro: Agbook; 2011. 253 p.
4. Moreira MA, Schmidt S. História do ensino de história no Brasil: uma proposta de periodização. Revista História da Educação. Maio/ago. 2012;16(37):73-91.
5. Marques AP, Sanches EL. Origem e evolução da Fisioterapia: aspectos históricos e legais. Fisioter e Pesqui. 1994;1(1):5-10.
6. CFE. Parecer 388/63 do Conselho Federal de Educação. Brasil; 1963. p. 382.
7. Moraes W, Simas L. Direitos trabalhistas no Brasil: contendas teóricas sobre o significado da sua criação e do seu papel social. Desenvolv em Debate. 2020;8(1):91-119.
8. Silva Paim J. Os sistemas universais de saúde e o futuro do Sistema Único de Saúde (SUS). Saúde Debate. 2019;43(5):15-28.
9. MEC. Portaria Ministerial 511/64 do Ministério da Educação e Cultura. Brasil: 1964. p. 383.
10. Presidência da República do Brasil. Decreto-Lei 938/69 que provê sobre as profissões de fisioterapeuta e terapeuta ocupacional e dá outras providências. 1969 p. 1-2.
11. Coury H, Vilella I. Perfil do pesquisador fisioterapeuta brasileiro. Brazilian J Phys Ther. 2009 Aug [citado em 21 mar 2015];13(4):356-63. Disponível na Internet: http://www.scielo.br/scielo.php?script=sci_arttext&pid=S1413-35552009000400014&lng=pt&nrm=iso&tlng=pt (19 jul. 2021).
12. Salvini TF. Estudo inédito sobre o pesquisador fisioterapeuta brasileiro. Rev Bras Fisioter. 2009;13(5):v-vi.

CAPÍTULO 2

Fisioterapia Procedimental – Terapia Física e Reabilitação

De certo modo, por sua simples existência, a aplicação de terapia física (procedimentos) em um contexto de saúde e de mercado impulsionou o surgimento de normas para regulamentar a profissão do fisioterapeuta. Vale ressaltar que, no início, essas normas eram restritivas e protecionistas, permeadas por um cenário de maioria de profissionais médicos, como legisladores e detentores das atividades de saúde.

Desde a década de 1920, notadamente nas cidades de São Paulo e do Rio de Janeiro, já existiam indícios de serviços de reabilitação bem consolidados e destinados à prestação da assistência à saúde para pessoas com deficiências físicas.[1] Em geral, como esses serviços estavam ligados aos centros de reabilitação – cada vez mais comuns no país –, a terapia física era realizada por pessoas especialmente treinadas para aplicá-la. Ao que parece, o treinamento era feito diretamente pelo médico responsável pelo centro de reabilitação e, alguns anos mais tarde, passou a ser feito pelas escolas de formação, ainda sob a liderança de médicos.

Assim, os anos que antecederam o primeiro documento oficial, que apresentou o fisioterapeuta à sociedade em 1964, foram marcados pelo surgimento das escolas de formação – sempre propagando os modelos europeus de formação rápida e realizada junto a centros de reabilitação concebidos para reabilitar sobreviventes das epidemias e mutilados pela industrialização ou pelas guerras ocorridas neste período histórico.[2]

Para identificar uma visão histórica e situacional do fisioterapeuta dessa época, a República Velha, como mencionada no Capítulo 1, quando me referir ao fisioterapeuta dessa época, utilizarei a expressão "o diplomado" – reforçando a referência a um profissional que, apesar de receber diploma por escola de formação ou registro no Departamento Nacional de Saúde Pública, ainda não tinha seu exercício profissional regulamentado.[1] Aqui, o termo diplomado é utilizado para ressaltar que o profissional formado nessa época não tinha o respaldo da lei para o exercício da sua profissão, visto que a Portaria nº 511/1964 tratava apenas da formação.

Parecia haver uma preocupação com o treinamento oferecido pelas escolas de formação em Fisioterapia, que acabaram por gerar um contingente de diplomados e

14 História da Fisioterapia no Brasil

compor a primeira massa crítica de pioneiros na futura profissão. De certa maneira, a missão deles foi mostrar para a sociedade os fazeres da Fisioterapia, ainda que nesse período, por meio dos procedimentos da terapia física.

A formação dos primeiros diplomados em Fisioterapia foi profundamente marcada pelo surgimento da Medicina Física, atualmente reconhecida na especialidade médica do fisiatra. Houve, então, uma busca de conceitos e protocolos para estabelecer rotinas de reabilitação, uma vez que foi um processo demandado mundialmente e decorrente de três principais acontecimentos históricos e sociais do período, a saber:

i. Os conflitos armados mundiais, produtores de contingente enorme de pessoas incapacitadas pelas ações de guerra.

ii. As crescentes urbanização e industrialização, propagadoras de epidemias e propiciadoras de condições insalubres, favoráveis à instalação de doenças ocupacionais e acidentes de trabalho.

iii. Os progressos científicos e tecnológicos, impulsionadores da organização dos centros de reabilitação para aplicação de procedimentos não focados na cura de doenças, mas, sim, na busca de alternativas para compensar sequelas de doenças e acidentes.

O momento em questão inclui outro acontecimento importante, gerador da necessidade de reabilitação: o surgimento crescente de uma classe trabalhadora decorrente do processo de industrialização. Os operários, explorados ao máximo, até a Era Vargas, não gozavam de direitos oriundos das políticas em seu favor. Assim, eram submetidos a até 16 horas ou mais de atividades laborais por dia, física e mentalmente danosas, caracterizando condições bastante insalubres. Muitas vezes homens, mulheres e até mesmo crianças seguiam sem se alimentar de maneira adequada, favorecendo os acidentes e o adoecimento.

Em particular no Brasil, a situação epidemiológica desse período foi marcada por doenças infecciosas e parasitárias, além das ocupacionais, decorrentes da falta de saneamento básico. Muitas dessas doenças resultaram em pessoas com sequelas motoras[a] e incapacitantes, reduzindo a força de trabalho disponível e, como consequência maior, prejudicando o mercado e os empresários emergentes.

A oferta de trabalhadores reduzida talvez tenha sido o principal motivo que pressionou a nação a refletir sobre a necessidade de serviços de reabilitação no Brasil. A resposta ao cenário descrito veio com campanhas sanitaristas, que tinham como intenção combater as grandes epidemias que assolavam o país. Entre as campanhas, assumiu destaque a de vacinação contra a paralisia infantil, decorrente da infecção pelo poliovírus – responsável pela doença conhecida como poliomielite.[2]

Sob o aspecto econômico, as pessoas que trabalhavam nos serviços de reabilitação desse momento encontravam um país passando da condição de agroexportador para industrialista nas seguintes condições: realmente carente de mão de obra humana e com aumento crescente da produção capitalista que, como consequência, promovia um crescimento no número de trabalhadores acidentados e lesionados, carentes de reinserção em seus postos na indústria.[3]

---

[a] As principais sequelas motoras presentes nesse período no Brasil foram as sequelas de poliomielite.

É providencial destacar que a preocupação com saúde do trabalhador, no contexto em questão, passou a ser o pilar da sustentação econômica e não da promoção em saúde enquanto um direito social –, o que reforça o modelo hegemônico de atenção à saúde e, provavelmente, a principal motivação para o surgimento de leis trabalhistas dotadas de jornada de trabalho e férias, também acompanhadas por um corporativismo de classes.

Como no Brasil ainda não havia um profissional especificamente treinado para aplicar terapia física, fisioterapeutas de países como Estados Unidos e Canadá foram enviados para atuar como professores nas escolas de formação e nos centros de reabilitação incipientes no Brasil –, onde predominavam docentes médicos envolvidos com a Medicina Física. Ao que parece, para os organismos internacionais, a implantação de centros de reabilitação por todo o mundo representava o momento de se formar fisioterapeutas em larga escala, mesmo que para isso fosse necessário voltar ao modelo de formação de curta duração. No Brasil, porém, somente em 1964 os diplomados por essas escolas de formação passaram a ter algum respaldo na lei.[4]

As primeiras escolas de formação de fisioterapeutas no Brasil só começaram a surgir na década de 1950, embora a terapia física já fosse aplicada desde 1919 ou antes disso. Os registrados ou diplomados nessa época pareciam ser definidos como um profissional na área da reabilitação sob responsabilidade do médico, e não como um profissional da saúde. Essa impressão pode ser sustentada por indícios em documentos escritos pelo corpo dirigente da Escola de Reabilitação do Rio de Janeiro, para se referir ao perfil esperado de formação para fisioterapeutas.[1] De acordo com esses documentos, os saberes dos diplomados para aplicação da terapia física seriam definidos inteiramente no campo das ciências biológicas e para uma população de lesionados. Seus fazeres seriam prescritos pelo médico, e sua competência seria restrita a sugerir modificações na dosimetria dos agentes físicos aplicados.

De modo semelhante, o curso para formar técnicos em Fisioterapia do Hospital das Clínicas da Faculdade de Medicina da Universidade de São Paulo (USP) preconizava temáticas pouco específicas e direcionadas para diplomar técnicos em reabilitação, incluindo conteúdos definidos pelas disciplinas:

i. Fundamentos da Fisioterapia.

ii. Ética e História da Reabilitação.

iii. Administração Aplicada.

iv. Fisioterapia Geral.

v. Fisioterapia Aplicada.

O processo histórico até então confirmava o entendimento da professora Valéria Rodrigues Costa de Oliveira, ao afirmar que a formação e a profissionalização do fisioterapeuta no Brasil, enquanto construção social, resultaram de processos conflituosos e de decisões negociadas, nem sempre pelos diretamente interessados.[5]

Até o início do período da Fisioterapia Profissional, a partir de 1969, havia apenas cinco escolas de formação de fisioterapeutas no Brasil, sediadas nos estados de São Paulo, Rio de Janeiro, Minas Gerais, Bahia e Pernambuco. Eram diretamente associadas a Centros de Reabilitação e subordinadas às Faculdades de Medicina, com seu corpo docente formado predominantemente por médicos e modelos de formação

16 História da Fisioterapia no Brasil

bem semelhantes entre as escolas.[1] Acredito que esse seja o principal motivo pelo qual, até os dias de hoje, a Fisioterapia qualifica suas especialidades segundo as racionalidades e nosologia[b] médicas: Fisioterapia em Ortopedia, Fisioterapia em Neurologia, Fisioterapia em Traumatologia, entre outras.

Somente no Rio de Janeiro, a formação dos fisioterapeutas foi, desde o início, de nível superior. Nessa escola de formação, a primeira turma teve um curso no formato acelerado, em 2 anos (curso intensivo para atender a demanda de mão de obra), seguida de turmas cuja formação foi estendida para 3 anos. Nos demais estados da Federação, antes de se estabelecerem as formações de nível superior, algumas tentativas de formação técnica e de curta duração foram iniciadas, porém interrompidas ou substituídas por formações de nível superior ao longo dos anos. Destaca-se ainda que o primeiro registro de escola de formação foi o curso de formação técnica em Fisioterapia da Santa Casa de Misericórdia de São Paulo em 1951. Sobretudo, a Escola de Reabilitação do Rio de Janeiro foi desde os primórdios em 1956 um curso de nível superior.

Fundada segundo o modelo da escola de reabilitação da Columbia University, e, embora a Escola de Reabilitação do Rio de Janeiro mantivesse o *status* de nível superior, havia uma falta de clareza na definição do nome do curso que, em alguns documentos, estava expresso pelo nome técnico de reabilitação; e em outros documentos e ocasiões, pela denominação fisioterapeuta.[1] No documento da Figura 2.1, observamos a denominação na carreira como Reabilitação, pois se trata do cartão de confirmação da inscrição no vestibular da Fundação Cesgranrio, responsável pelo processo seletivo da Escola de Reabilitação do Rio de Janeiro.

Pois bem, os primeiros diplomados formados nas escolas paulista e carioca foram somente ter seus diplomas reconhecidos em 1965, logo no primeiro ano do período da Fisioterapia Profissional e alguns anos antes de sancionada a regulamentação do exercício profissional pelo Decreto-lei nº 938/1969 –[6] mais bem detalhado no Capítulo 5, que versa sobre o período da Fisioterapia Profissional.

A primeira turma de 16 estudantes a se diplomarem fisioterapeutas pela Escola de Reabilitação do Rio de Janeiro iniciou seu período letivo em 3 de abril de 1956 e colou grau no dia 27 de fevereiro de 1958. A segunda turma, que teve a duração do curso ampliada para 3 anos, colou grau no fim do ano de 1959. Existem registros de que essa escola de formação ofereceu vagas de ingresso por meio de vestibular até 1978. Neste mesmo ano, a Sociedade Unificada de Ensino Superior Augusto Motta (SUAM) comprou a Escola de Reabilitação do Rio de Janeiro, mantendo seu funcionamento até hoje, porém como Centro Universitário Augusto Motta (UNISUAM).[7] A Figura 2.2 apresenta o diploma concedido ao Prof. Renato da Costa Teixeira em 1977.

A formação dos diplomados no período da Fisioterapia Procedimental foi caracterizada pela entrada de calouros, seguida de grande evasão nas turmas iniciais, muito provavelmente em razão da falta de perspectiva quanto ao exercício de uma profissão ainda não reconhecida e não regulamentada pela Federação.[1] Muitas discordâncias emanavam com relação a como deveriam ser chamados os egressos desses cursos, bem como com relação a onde, em que condições e com qual relação com outros profissionais o diplomado formado nessa época deveria atuar.

---

[b] Estudo da descrição, definição e classificação das doenças.

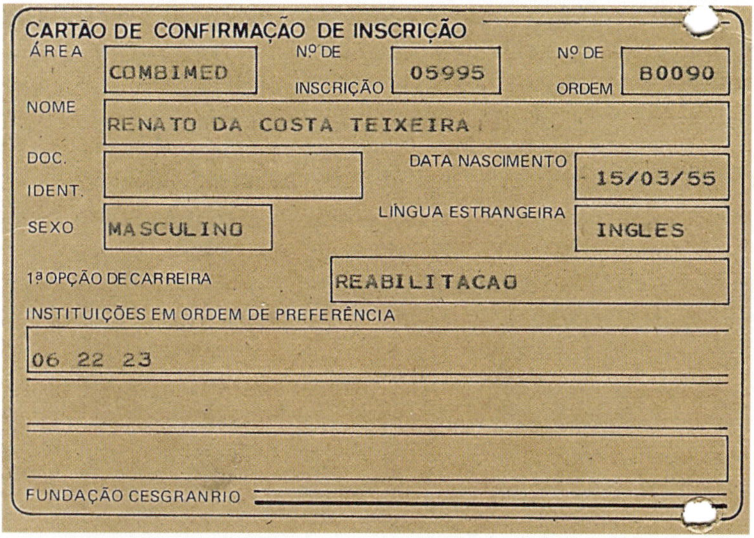

Fisioterapia Procedimental – Terapia Física e Reabilitação **17**

Figura 2.1. Cartão de confirmação de inscrição em processo seletivo para primeira opção na carreira de Reabilitação do atual Prof. Renato da Costa Teixeira; na ocasião um candidato ao curso da Escola de Reabilitação do Rio de Janeiro.
Fonte: Cortesia do Prof. Renato da Costa Teixeira.

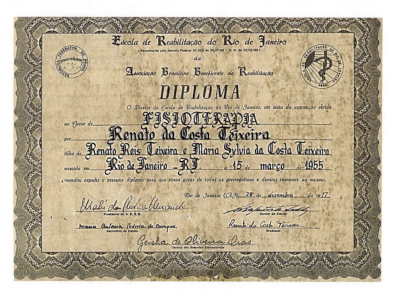

Figura 2.2. Frente do diploma de conclusão do curso de Fisioterapia concedido ao atual Prof. Renato da Costa Teixeira pela Escola de Reabilitação do Rio de Janeiro em 1977.
Fonte: Cortesia do Prof. Renato da Costa Teixeira.

18 História da Fisioterapia no Brasil

Nos anos que precederam o início do período da Fisioterapia Profissional, algumas evidências mostraram aspectos interessantes da formação dos diplomados, que começavam a representar um quantitativo relevante na sociedade – uma espécie de legado profissional passado para as gerações seguintes. De acordo com o professor Barros,[1] a análise dos catálogos informativos do curso de Fisioterapia ofertado à época revelava três desses principais aspectos, considerados em análise de identidade e disputas interprofissionais mais bem discutidas ao longo do livro.

O primeiro diz respeito aos procedimentos terapêuticos e à aplicação da terapia física em si, visto que estavam citados como recursos de trabalho desse profissional a massagem (massoterapia), a ginástica (cinesioterapia) e a aplicação de recursos elétricos (eletroterapia). Essas três classes de terapia física são, até os dias de hoje, as mais difundidas na Fisioterapia.

O segundo aborda a atuação profissional do fisioterapeuta para integrar a equipe de reabilitação e, por conseguinte, destinado a uma clientela de pessoas com deficiência física cujo objetivo de sua atuação estaria centrado na recuperação e/ou compensação da função perdida ou do incapacitado. Esse aspecto também é marca da atuação do fisioterapeuta contemporâneo, predominantemente nas atenções de alta complexidade em saúde (processo de reabilitação), com prescrição e treinamento de dispositivos conhecidos hoje como tecnologia assistiva.

Por fim, o terceiro aspecto revela um posicionamento hierárquico perante os demais integrantes da equipe de reabilitação, uma vez que a Fisioterapia era sempre descrita como a primeira opção nos catálogos de divulgação das escolas de formação. Os catálogos revelaram a Fisioterapia como um curso em nível superior grafado logo abaixo do curso de Medicina e acima dos demais cursos: Enfermagem, Terapia Ocupacional e Educação Física, indicando nessa ordem uma preocupação não alfabética, mas possivelmente hierárquica, ao considerar a profissão nascente mais relevante que as outras para o processo de reabilitação.

Os documentos históricos também revelam que muitas eram as preocupações dos envolvidos no processo formativo desse fisioterapeuta que ainda não estava com o exercício profissional regulamentado. O país precisava se organizar não somente quanto ao reconhecimento das instituições formadoras e capazes de diplomar, mas também quanto ao reconhecimento da profissão e da referida classe trabalhista.[8] Talvez alicerçados nessas inquietações, os egressos das primeiras turmas começaram a se organizar em entidades de classe, criando as primeiras associações brasileiras de fisioterapeutas.

Em 1957, a primeira associação de diplomados em Fisioterapia – a Associação Brasileira de Fisioterapeutas (ABF) – foi fundada em São Paulo com o objetivo de promover o aperfeiçoamento dos fisioterapeutas nos âmbitos profissional, jurídico, científico e deontológico conforme previsto em seu estatuto.[9] Dois anos mais tarde, no Rio de Janeiro, em 1959, foi fundada a Associação dos Fisioterapeutas do Estado da Guanabara (AFEG). Segundo levantamento da ABF, em 1964, um total de 300 fisioterapeutas, na época, atuava no Brasil para uma população de cerca de 70 milhões de habitantes.[1] Isso nos dá uma relação de um diplomado para cerca de 235 mil habitantes.

Partindo da estimativa da Organização Mundial da Saúde (OMS), segundo a qual 10% da população de um país, em tempo de paz, apresenta algum tipo de deficiência, conseguiríamos reduzir essa relação de trabalho para um diplomado por cerca de 23.500 pessoas com algum tipo de deficiência. Você pode imaginar o campo de trabalho na época? Não deveria faltar emprego nem postos de liderança nas associações emergentes. Entretanto, faltava reconhecimento do papel social do diplomado em Fisioterapia.

Perante as demandas de serviços de reabilitação e os movimentos associativos dos diplomados em Fisioterapia – detalhadamente descritos pelo professor Barros em seu livro –,[1] podemos apreender algumas percepções dos diplomados da época e confirmar problemas de identidade, dado o fato de não terem ainda o título de fisioterapeuta ou mesmo uma profissão reconhecida e regulamentada no país.

É interessante notar que, mesmo anteriormente aos movimentos associativos e sindicais, as escolas de formação já articulavam esforços para reconhecimento e regulamentação da profissão de seus diplomados por meio de projetos de lei apresentados ao Congresso Nacional. Por algum motivo, provavelmente de mercado, essas escolas tinham interesse em que a profissão do fisioterapeuta fosse regulamentada.

O primeiro projeto do qual se tem registro foi o Projeto de Lei nº 4.789/1958, que propunha, entre outros assuntos, uma formação em Fisioterapia por escolas de reabilitação, com duração de 3 anos. Esse Projeto de Lei fora aprovado na Comissão de Educação do Congresso Nacional antes de encaminhado à Comissão de Saúde.

Entretanto, essa Comissão, composta por uma maioria de médicos designados para analisar o documento, alterou o texto original do projeto, provavelmente motivada por temores relacionados com as repercussões que o profissional fisioterapeuta poderia criar nas relações interprofissionais da época – uma preocupação natural a qualquer classe trabalhista já consolidada.

O texto modificado foi, então, retornado para apreciação das escolas de formação que, insatisfeitas com as alterações, rejeitaram o texto substitutivo, alegando que não correspondia às determinações internacionais para a formação de fisioterapeutas. Como consequência e por força da Comissão de Saúde, o projeto em questão foi definitivamente arquivado.

Esse cenário de incertezas se intensificava as vésperas do ano de 1963, visto que os interessados (diplomados, associações profissionais e escolas de formação) estavam cientes da tramitação do trabalho da Comissão de Peritos do Ministério da Educação e Cultura que preparavam a redação do Parecer CFE nº 388/1963.[4] Esse documento não agradava os diplomados, pois se referia aos profissionais como auxiliares médicos e técnicos em Fisioterapia; título não desejado pela classe trabalhista emergente e já atuante no Brasil.

Talvez motivados por esse clima de incertezas, em 1963, foi protocolado, com o número 1.372, um novo Projeto de Lei, com um texto semelhante ao anterior e com a retirada da proposta de formação de licenciados em reabilitação e a inclusão de carga horária mínima de 2.500 horas. Nessa nova versão, incluiu-se o destaque de que as atividades dos fisioterapeutas somente poderiam ser exercidas com orientação e responsabilidade médica. Esse Projeto de Lei tramitou nas instâncias legislativas por 4 anos e, em março de 1967, também foi arquivado.

Diante das tentativas frustradas de aprovar uma lei que regulamentasse a formação de fisioterapeutas no Brasil, não era possível enxergar, pelo menos em curto prazo, um panorama favorável ao profissional diplomado para aplicar a terapia física. Restava, então, a via administrativa, por meio do Conselho Nacional de Educação, ou a via pela busca de apoio dos militares, que tomaram o poder por meio do Golpe de 1964.[1] Convém destacar que o já citado Parecer CFE nº 388/1963 foi precedido por outro, o Parecer CFE nº 362/1963, no qual o Conselho Federal de Educação havia opinado pela definição de currículo mínimo e tempo de duração do curso de formação em Fisioterapia.

Para melhor compreensão do panorama político e das disputas profissionais do período, é importante rememorar o leitor de que as comissões que opinavam nesses pareceres eram predominantemente, se não totalmente, formadas por médicos. Talvez por esse motivo, um trecho do Parecer CFE nº 362/1963 concluía que os fisioterapeutas os quais as escolas de formação pretendiam diplomar eram reconhecidos como uma modalidade de enfermeiro – com formação passível de ser incluída com complementações no currículo dos cursos de Enfermagem. De certa maneira, a conclusão mencionada seria uma estratégia para impedir o estabelecimento da profissão nascente, fundindo as atribuições deste profissional com as da enfermagem.

Em seu livro, o professor Barros[1] destaca ainda que, ao longo do parecer, muitos trechos apontam conclusões para justificar que o profissional fisioterapeuta, assim como o enfermeiro seriam denominados paramédicos, executores de prescrições médicas.

Entre idas e vindas de projetos arquivados e posicionamentos expressos em pareceres, finalmente, pelo Parecer nº 388/1963, a relatoria emite opinião favorável à regulamentação da formação do fisioterapeuta. No entanto, declara que a comissão de peritos insistia na caracterização desses profissionais como auxiliares médicos, que desempenhariam suas funções sob orientação e responsabilidade do médico.[1]

Ao fim de todo um processo e aparentemente sem muitas vitórias, em 23 de julho de 1964, o Ministério da Educação, atendendo à recomendação do Conselho Federal de Educação, contida no Parecer nº 388/1963, resolve fixar o currículo mínimo e a duração do curso de Fisioterapia, conforme pode ser lido na íntegra na cópia digitalizada do documento original da Figura 2.3.

Em meio à aprovação do primeiro documento oficial regulamentador da formação do fisioterapeuta no Brasil, em 1964 foi realizado o primeiro Congresso Brasileiro de Fisioterapeutas, sediado no Rio de Janeiro e promovido pela ABF, com apoio de entidades internacionais como a Confederação Mundial de Fisioterapia e algumas associações internacionais de fisioterapeutas.

Nesse evento, entre as recomendações aprovadas pelo corpo de fisioterapeutas presentes, estava uma solicitação ao Congresso Nacional para aprovar o Projeto de Lei nº 1.372/1963, que pretendia regulamentar a profissão do fisioterapeuta, dada sua formação já reconhecida por portaria ministerial. Contudo, esse projeto seria arquivado em 1967 e somente 5 anos mais tarde, por meio de um decreto-lei, alcançaríamos o exercício profissional da Fisioterapia, regulamentado de maneira ditatorial – algo possível para o período (1964) –, como ato privativo do fisioterapeuta. Esse fato foi marcante, pois sinaliza o ingresso na fase pós-regulamentação do período da Fisioterapia Profissional – a ser descrito no Capítulo 5.

Neste ponto da leitura, é importante destacar o surgimento dessa nova classe trabalhadora e do conceito de modelo.[c] Por inúmeras vezes, faremos menção a modelos de formação ou modelos assistenciais. Mas o que seria um modelo? A noção de modelo pode assumir várias conotações, mas qual delas é abordada neste livro? Assim, antes de iniciarmos a descrição do período que sucedeu a Fisioterapia Procedimental, discutiremos o surgimento do fisioterapeuta nos primeiros documentos oficiais, bem como o conceito de modelo e sua conotação mais comum: a de considerar um modelo um exemplo, um padrão ou uma referência que representa algo.

Finalizo este capítulo com a Figura 2.3, uma cópia digitalizada do documento original que marcou a passagem da Fisioterapia Procedimental para a Fisioterapia Profissional, que regulamentou a existência de uma pessoa capacitada na aplicação da terapia física: o fisioterapeuta.

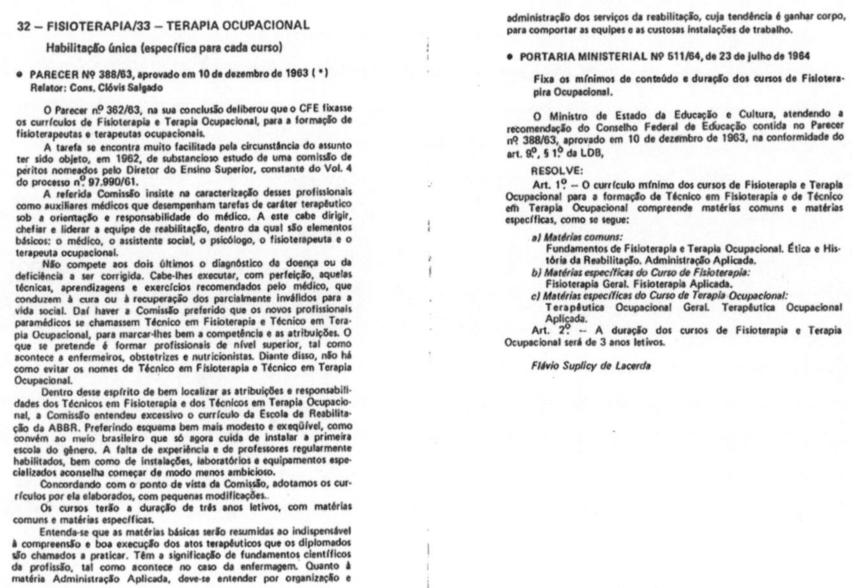

32 – FISIOTERAPIA/33 – TERAPIA OCUPACIONAL

Habilitação única (específica para cada curso)

• PARECER Nº 388/63, aprovado em 10 de dezembro de 1963 (*)
Relator: Cons. Clóvis Salgado

O Parecer nº 362/63, na sua conclusão deliberou que o CFE fixasse os currículos de Fisioterapia e Terapia Ocupacional, para a formação de fisioterapeutas e terapeutas ocupacionais.

A tarefa se encontra muito facilitada pela circunstância do assunto ter sido objeto, em 1962, de substancioso estudo de uma comissão de peritos nomeados pelo Diretor do Ensino Superior, constante do Vol. 4 do processo nº 97.990/61.

A referida Comissão insiste na caracterização desses profissionais como auxiliares médicos que desempenham tarefas de caráter terapêutico sob a orientação e responsabilidade do médico. A este cabe dirigir, chefiar e liderar a equipe de reabilitação, dentro da qual são elementos básicos: o médico, o assistente social, o psicólogo, o fisioterapeuta e o terapeuta ocupacional.

Não compete aos dois últimos o diagnóstico da doença ou da deficiência a ser corrigida. Cabe-lhes executar, com perfeição, aquelas técnicas, aprendizagens e exercícios recomendados pelo médico, que conduzem à cura ou à recuperação dos parcialmente inválidos para a vida social. Daí haver a Comissão preferido que os novos profissionais paramédicos se chamassem Técnico em Fisioterapia e Técnico em Terapia Ocupacional, para marcar-lhes bem a competência e as atribuições. O que se pretende é formar profissionais de nível superior, tal como acontece a enfermeiros, obstetrizes e nutricionistas. Diante disso, não há como evitar os nomes de Técnico em Fisioterapia e Técnico em Terapia Ocupacional.

Dentro desse espírito de bem localizar as atribuições e responsabilidades dos Técnicos em Fisioterapia e dos Técnicos em Terapia Ocupacional, a Comissão entendeu excessivo o currículo da Escola de Reabilitação da ABBR. Preferindo esquema bem mais modesto e exequível, como convém ao meio brasileiro que só agora cuida de instalar a primeira escola do gênero. A falta de experiência e de professores regularmente habilitados, bem como de instalações, laboratórios e equipamentos especializados aconselha começar de modo menos ambicioso.

Concordando com o ponto de vista da Comissão, adotamos os currículos por ela elaborados, com pequenas modificações.

Os cursos terão a duração de três anos letivos, com matérias comuns e matérias específicas.

Entenda-se que as matérias básicas serão resumidas ao indispensável à compreensão e boa execução dos atos terapêuticos que os diplomados são chamados a praticar. Têm a significação de fundamentos científicos da profissão, tal como acontece no caso da enfermagem. Quanto à matéria Administração Aplicada, deve-se entender por organização e

(*) Redação final, com as emendas aprovadas pelo Plenário.

382

administração dos serviços da reabilitação, cuja tendência é ganhar corpo, para comportar as equipes e as custosas instalações de trabalho.

• PORTARIA MINISTERIAL Nº 511/64, de 23 de julho de 1964

Fixa os mínimos de conteúdo e duração dos cursos de Fisioterapia e Terapia Ocupacional.

O Ministro de Estado da Educação e Cultura, atendendo a recomendação do Conselho Federal de Educação contida no Parecer nº 388/63, aprovado em 10 de dezembro de 1963, na conformidade do art. 8º, § 1º da LDB,

RESOLVE:

Art. 1º – O currículo mínimo dos cursos de Fisioterapia e Terapia Ocupacional para a formação de Técnico em Fisioterapia e de Técnico em Terapia Ocupacional compreende matérias comuns e matérias específicas, como se segue:

a) Matérias comuns:
Fundamentos de Fisioterapia e Terapia Ocupacional. Ética e História da Reabilitação. Administração Aplicada.
b) Matérias específicas do Curso de Fisioterapia:
Fisioterapia Geral. Fisioterapia Aplicada.
c) Matérias específicas do Curso de Terapia Ocupacional:
Terapêutica Ocupacional Geral. Terapêutica Ocupacional Aplicada.
Art. 2º – A duração dos cursos de Fisioterapia e Terapia Ocupacional será de 3 anos letivos.

Flávio Suplicy de Lacerda

383

Figura 2.3. Cópia digitalizada do Parecer CFE nº 388/1963 e da Portaria Ministerial MEC nº 511/1964.
Fonte: Serviço de documentação do Congresso Nacional.

---

[c] A influência de modelos na concepção de saúde, na formação do fisioterapeuta e no exercício profissional da Fisioterapia será descrita no Capítulo 4.

Referências bibliográficas

1. Barros FBM. Profissão Fisioterapeuta: história social, legislação, problemas e desafios. Rio de Janeiro: Agbook; 2011. 253 p.
2. Barros FBM. Poliomielite, filantropia e fisioterapia: o nascimento da profissão de fisioterapeuta no Rio de Janeiro dos anos 1950. Cien Saude Colet. 2008;13(3):941-54.
3. Batalha CHM. Identidade da classe operária no Brasil: atipicidade ou legitimidade. Revista Brasileira de História. 1992:111-24.
4. CFE. Parecer 388/63 do Conselho Federal de Educação. Brasil; 1963. p. 382.
5. Oliveira VRC. A história dos currículos de Fisioterapia: a construção de uma identidade profissional. Goiânia: Universidade Católica de Goiás; 2002.
6. Presidência da República do Brasil. Decreto-Lei 938/69 que provê sobre as profissões de fisioterapeuta e terapeuta ocupacional e dá outras providências. Brasil: 1969. p. 1-2.
7. Portal UNISUAM (http://www.unisuam.edu.br/).
8. Almeida ALDJ, Guimarães RB. O lugar social do fisioterapeuta brasileiro. Fisioter e Pesqui. 2009;16(1):82-8.
9. Marques AP, Sanches EL. Origem e evolução da Fisioterapia: aspectos históricos e legais. Fisioter e Pesqui. 1994;1(1):5-10. vi.

CAPÍTULO 3

Surgimento de uma Nova Classe de Trabalhadores Regulamentados

No fim do capítulo anterior, reconhecemos um período na história da Fisioterapia do Brasil: a Fisioterapia Procedimental – que mostrou o surgimento da terapia física e do diplomado formado para aplicá-la, culminando na publicação da primeira regulamentação da Fisioterapia no ano de 1964. Mesmo não legislando sobre a legitimação do fisioterapeuta, a Portaria Ministerial MEC nº 511/1964 oficializa a figura desse trabalhador, assumindo o marco de início de uma nova era em nosso sistema de periodização – o período da Fisioterapia Profissional. Apesar de oficializar a formação de um diplomado, nenhuma menção é feita aos aspectos trabalhistas em um período de disputas e regulamentações profissionais no qual, querendo ou não, o fisioterapeuta começava a ganhar número e corpo.

Como a estratégia de periodização neste livro utiliza predominantemente as datas de publicação dos documentos normativos oficiais regulamentadores da formação e do exercício profissional de fisioterapeutas, um esclarecimento sobre a teoria por trás da hierarquia das normas passa a ser conteúdo pertinente ao estudante de Fisioterapia. Por esse motivo, antes de descrevermos o período da Fisioterapia Profissional, incluiremos uma discussão sobre como as normas são criadas e a coerência entre estas.[1]

Comecemos o esclarecimento sobre a expressão "hierarquia das normas", destacando o termo *norma*. Trata-se de um substantivo para nominar regras de procedimentos impostas, que podem ser religiosas, de costume, morais, jurídicas ou constitucionais. Essas surgiram com o propósito de coordenar a vida social por meio da ordenação de condutas enquanto modelo de comportamento humano a ser seguido. Neste capítulo, vamos nos ater somente às normas jurídicas e constitucionais, pois são as que nos interessam para compreender a regulamentação da formação e do exercício profissional do fisioterapeuta desde o passado até o momento em que escrevi este livro.

Evitei utilizar o termo *lei*, pois, diferentemente de norma, na linguagem corrente, esta palavra carrega em si um sentido mais amplo, que pode abranger o significado de algo decorrente de um princípio científico como expressão das relações entre os elementos naturais: as leis da natureza. Nesse caso, incluem-se, entre as expressões que utilizam a palavra *lei*, as leis cientificamente determinadas – as quais não temos o interesse de abordar.

A lei, ou melhor, a norma – como preferimos utilizar – pode ser entendida como regra ou conjunto de regras jurídicas, escritas e obrigatórias, criadas e sancionadas por quem tem autoridade investida e delegada para isso, com vigência por determinado tempo e com efeito em certa coletividade.

Uma vez compreendido o que representa uma norma para um grupo de pessoas, o conceito de hierarquia das normas estabelece uma relação decrescente de superioridade entre a norma máxima e as demais normas, organizadas com uma coerência entre si. No Estado Federal, a hierarquia das normas obedece à seguinte ordem decrescente, com base na organização em Unidades Federativas do Brasil: Constituição Federal, Lei Federal, Constituição Estadual e Lei Estadual. O processo legislativo compreende ainda a elaboração de emendas de leis, leis complementares, leis ordinárias, leis delegadas, medidas provisórias, decretos legislativos, resoluções e portarias.

As normas aqui citadas carregam em si a obrigatoriedade de seu cumprimento e, além disso, os parâmetros nelas estabelecidos oferecem não somente proteção ao profissional, mas também, sobretudo, proteção às pessoas que dependem das atividades desse profissional. Assim, definem uma organização social como um meio para manter o equilíbrio para as relações do homem na sociedade trabalhista, que, segundo Oguisso e Schmidt,[2] inicia-se na família, como a menor unidade de aplicação da democracia no cerne da sociedade, e estabelece a base de uma organização em forma de pirâmide, para representar toda a estrutura política de uma sociedade (Figura 3.1).

Não diferentemente das demais repúblicas democráticas, o Brasil exerce sua soberania por meio de três poderes: o Legislativo, o Executivo e o Judiciário. O Congresso Nacional (Legislativo) é quem cria leis de interesse de toda a nação, além de apreciar os projetos de lei apresentados por seus parlamentares, pelos representantes dos tribunais federais, pelo presidente da República e por projetos de lei de iniciativa popular. O Executivo, por sua vez, tem a atribuição de administrar diretamente o interesse público e, em um sistema presidencialista, representa o chefe de Estado responsável pela administração rotineira. Por fim, o Judiciário é o que tem a prerrogativa de julgar de acordo com as regras constitucionais. Na Constituição Brasileira de 1824, existia ainda um quarto poder moderador que se sobrepunha aos demais três poderes. Entretanto, esse poder não se configura na atual (Constituição Federal de 1988).

Contextualizado o modo pelo qual as leis tomam existência, essa estrutura nos permite compreender com mais facilidade a hierarquia entre elas, estabelecendo como o posicionamento que cada lei ocupa em uma sociedade manterá uma relação coerente de interdependência – dadas suas relações de superioridade e inferioridade, bem como sua finalidade definida durante sua criação.

No caso do Brasil, partindo-se da lei máxima que está no topo das considerações – a Constituição da República Federativa do Brasil de 1988 –,[3] podemos conceber uma hierarquia conforme a proposta por Hans Kelsen, também ilustrando essa relação em forma de pirâmide e norteando o Direito do Trabalho em inúmeros aspectos.[4]

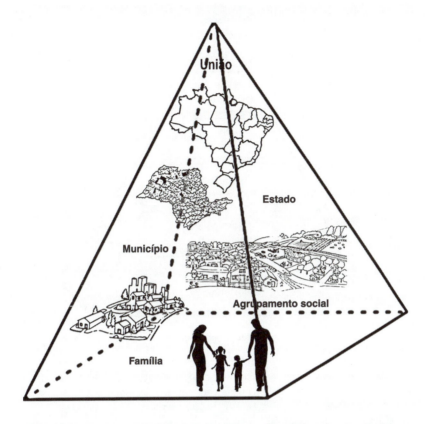

Figura 3.1. Organização política da sociedade conforme descrita por Oguisso e Schmidt (1999).[2]
Fonte: Desenvolvida pela autoria.

A ideia de pirâmide preconiza que o escalonamento das normas da base (muitas regulamentações) ao ápice (a Constituição Federal) forma uma estrutura de apoio entre elas que as valida, visto que as leis inferiores nessa estrutura são concebidas em coerência com e segundo as normas hierarquicamente superiores. Oguisso e Schmidt[2] apresentaram uma ilustração interessante da teoria, retratada a seguir na Figura 3.2.

Com a ajuda da Figura 3.2, podemos compreender três dimensões da inter-relação das normas nessa estrutura, de modo a facilitar o entendimento de como o Decreto-lei nº 938/1969[5] contribuiu para a regulamentação da formação e do exercício profissional do fisioterapeuta. Esse Decreto-lei será discutido no Capítulo 5.

Nessa organização das dimensões de inter-relação das normas, os contratos e as sentenças judiciais formam a dimensão de base (primeira dimensão) para dar

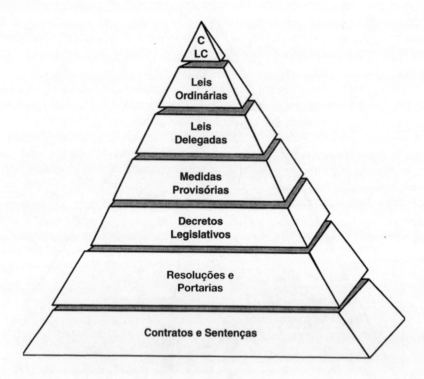

Figura 3.2. Modelo em pirâmide da hierarquia das normas proposta por Hans Kelsen e ilustrada por Oguisso e Schmidt (1999).[2] C: Constituição; LC: leis complementares.
Fonte: Oguisso e Schmidt, 1999.

sustentação a cada dimensão imediatamente superior, formada pelas resoluções – resultado direto de atos administrativos de um colegiado (ministérios, secretarias de Estado, tribunais regionais, autarquias, órgãos colegiados na esfera acadêmica e outros) e das portarias, como consequência dos atos escritos por autoridades (ministros, secretários, juízes, reitores de universidade, diretores de unidades acadêmicas institucionais, coordenadores de curso e outros). Na organização em pirâmide, tanto as resoluções como as portarias dão sustentação às leis emanadas dos poderes Legislativo (leis) e Executivo (medidas provisórias), que, por sua vez, garantem o que está previsto na Constituição Federal: o topo da pirâmide.

Dessa maneira, desde sua base até a lei soberana, os diferentes tipos de normas estabelecem relação direta entre os documentos que normatizam condutas relacionadas com cada grupo populacional em coerência com a Constituição Federal, elaborada para normatizar as condutas da população brasileira. E é justo na Constituição Federal que, em seu artigo 59, está prevista uma organização hierárquica, partindo da Carta Magna: a Constituição (C) e passando pelas emendas constitucionais, pelas leis complementares (LC), pelas leis ordinárias, pelas leis delegadas, pelas medidas provisórias, pelos decretos legislativos, pelas resoluções e pelas portarias. Ainda usando a ilustração de pirâmide da Figura 3.2, constata-se que os tipos de normas citadas no artigo 59 formam o corpo da estrutura piramidal.

Reconhecendo o surgimento de normas para a formação em Fisioterapia a partir de 1964, iniciou-se não apenas o período da Fisioterapia Profissional mas também o começo da publicação de regulamentações que ditam como fisioterapeutas devem ser formados e como devem exercer seus direitos e deveres trabalhistas no Brasil. Ao fim deste livro, no Capítulo 12, utilizaremos a Universidade de Brasília (UnB) para exemplificar o resultado prático dessa hierarquia de normas iniciada em 1964. Contudo, antes disso, continuaremos a formar bases conceituais e teóricas que permitam aos estudantes recém-ingressos no curso de Fisioterapia compreender como toda essa normatização foi formada.

No Capítulo 4, analisaremos alguns modelos de formação e de assistência em saúde que possibilitam reconhecer o teor do que foi legislado nos documentos oficiais, criando condições para prosseguirmos no Capítulo 5 com o sistema de periodização proposto nesta obra. Retomaremos, na linha do tempo, o ponto em que a Fisioterapia incorpora, além do significado procedimental (terapia física), o significado profissional (fisioterapeuta).

Referências bibliográficas

1. Da Cunha FW. Hierarquia das normas constitucionais. Rev Informação Legis. 1974;11(44):85-94.
2. Oguisso T, Schmidt MJ. Sobre a elaboração de normas jurídicas. Rev da Esc Enferm da USP. 1999;33(2): 175-85.
3. Presidência da República do Brasil. Constituição da República Federativa do Brasil de 1988. Brasil: 1988. p. 1-107.
4. Ribeiro FJA. O dever de obedecer ao Direito no pensamento de Hans Kelsen. Rev Estud Informações da Justiça Mil do Estado Minas Gerais. 2012;32:11-20.
5. Presidência da República do Brasil. Decreto-Lei 938/69 que provê sobre as profissões de fisioterapeuta e terapeuta ocupacional e dá outras providências. Brasil: 1969. p. 1-2.

Capítulo 4

Influências dos Modelos de Formação e dos Modelos Assistenciais

O leitor já deve ter percebido que a busca por entender a história da Fisioterapia no Brasil se depara, inevitavelmente, com a necessidade de se compreender o que influenciou o modo de aplicação da terapia física e, posteriormente, como se estruturou a formação do fisioterapeuta – inicialmente denominado diplomado, perante a representação do que, naquele momento histórico, a humanidade concebia como um estado de saúde favorável ao bem-estar. Um meio didático de compreender influências vem do estudo de modelos, cujo conceito será discutido neste capítulo.

Esse conceito aplicado nas ciências talvez seja o mais fácil de se entender. As diferentes ciências que você já estudou ou começou a estudar no semestre inicial do curso de Fisioterapia são recorrentes em criar e aplicar representações simplificadas da realidade, para explicar fenômenos e estruturas complexas, nas quais se preservam e se ressaltam os elementos fundamentais dessa realidade. As Figuras 4.1 a 4.3 ilustram alguns exemplos famosos que você talvez já conheça ou até mesmo já tenha estudado em detalhes.

O modelo da Figura 4.1 representa a ilustração de uma molécula de DNA (ácido desoxirribonucleico). Observe que o modelo se ateve aos constituintes fundamentais: as bases nitrogenadas e os demais elementos químicos de sua formação molecular, bem como sua provável constituição em dupla-hélice, com os pares de bases nitrogenadas em combinações específicas. Pois bem, seria a molécula de DNA modelada exatamente igual à molécula presente nas células reais?

Existe uma grande quantidade de evidências que nos leva a crer que a molécula real do DNA tenha essas características; porém, certamente outros detalhes existem e não foram apresentados no modelo em questão. Mesmo que não seja exatamente a descrição pormenorizada da molécula real, esse modelo a representa e nos possibilita estudar e compreender suas funções primordiais e sua participação no metabolismo celular.

No segundo exemplo de modelo (Figura 4.2), uma realidade no espaço-tempo é representada por uma equação matemática, que relaciona a variável deslocamento (em metros), em função do tempo (em segundos), com outra grandeza supostamente invariável (constante): a velocidade escalar de deslocamento. Certamente não se trata de uma condição real – na qual atrito e outras interações de força durante o

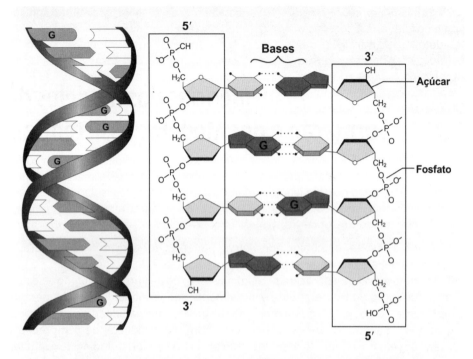

Figura 4.1. Modelo em dupla-hélice publicado por Watson e Crick em 1953 em figura adaptada de livro de ensino médio.[1]
Fonte: Adaptada de Amabis e Martho (2004).[1]

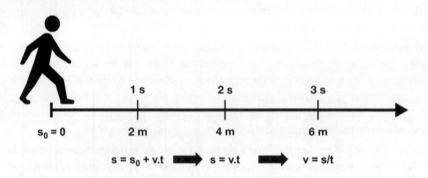

Figura 4.2. Modelo de deslocamento escalar de um personagem que, supostamente, corre a uma velocidade constante de 2 metros por segundo (m/s).
Fonte: Desenvolvida pela autoria.

percurso acontecem. Entretanto, o modelo nos permite prever em qual momento no tempo e no espaço a personagem estaria, em se tratando de algumas condições como referencial inercial.

Em mais um modelo (Figura 4.3), é possível representar o crescimento populacional brasileiro nas décadas que antecederam o início do século XXI. Esse modelo não detalhou as transições demográficas, a dinâmica com que a população aumentou nesse período em consequência do comportamento das taxas de natalidade e mortalidade ou decorrente dos avanços tecnológicos, e até mesmo dos eventos histórico-sociais. Entretanto, é possível compreender o crescimento populacional do período e refletir sobre o do futuro. Os modelos exemplificados até aqui recorreram a estratégias, como desenho, equação e gráfico, para representar realidades de maneira mais simplificada.

Ao apresentar modelos de atenção à saúde no Brasil, Paim[2] descreveu, em 2008, que um modelo seria uma espécie de esquema sempre parcial e mais ou menos convencional – posto que ele ignora a maior parte das variações isoladas. Ele ainda apontou que essa representação (modelo) pode ser feita por um desenho; por um conjunto articulado de conceitos; ou por uma fórmula matemática, denominando respectivamente essas representações de modelos pictórico, teórico e matemático.

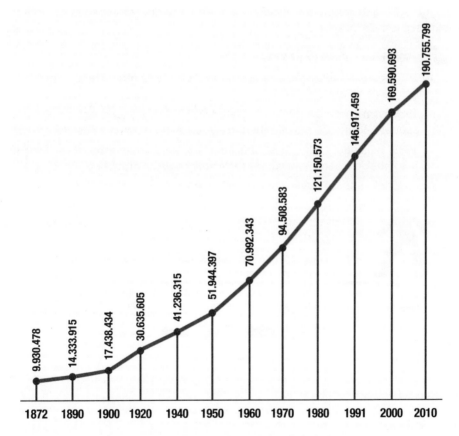

Figura 4.3. Modelo de crescimento populacional por décadas no Brasil.
Fonte: IBGE, Censo Demográfico.

32 História da Fisioterapia no Brasil

Partindo da mesma reflexão do que é um modelo de atenção em saúde segundo Paim,[2] vamos tentar neste capítulo fazer um exercício intelectual de identificar quais foram os modelos de formação do fisioterapeuta desde a regulamentação de sua formação. Criaremos, portanto, uma representação histórica e conceitual que nos possibilite compreender como as escolhas técnicas e as decisões políticas supostamente se comportavam e influenciavam a maneira de preparar fisioterapeutas nas escolas de formação.

Para iniciarmos essa proposta, vamos nos apoiar nos modelos de atenção em saúde em cada momento histórico desde o Parecer nº 388/1963[3] até o momento que este livro foi escrito. Esses modelos influenciaram (e influenciam) o modelo de formação não somente do fisioterapeuta mas também de todos os demais profissionais da saúde. Dessa maneira, estudaremos as representações da realidade de saúde em momentos históricos determinantes na formação do fisioterapeuta nesses mesmos períodos.

Estabelecemos em vários capítulos marcos temporais para periodizar a história da Fisioterapia no Brasil. Além desses, incluiremos aqui outros marcos, como anos de publicação de documentos oficiais – necessários para se discutir alguns modelos. Assim, seguem-se os anos de:

i. 1963, com o Parecer nº 388/1963.[3]

ii. 1964, com a publicação da Portaria nº 511/1964,[4] que regulamentou a formação do fisioterapeuta.

iii. 1969, com a promulgação do Decreto-lei nº 938/1969,[5] que regulamentou não apenas a formação mas também o exercício profissional do fisioterapeuta.

iv. 1983, pela publicação da Resolução nº 03/1983,[6] que instituiu os currículos mínimos de 4 anos para cursos de formação de nível superior no Brasil.

v. 1996, quando foi publicada a Lei nº 9.394/1996;[7] a Lei de Diretrizes e Bases da Educação Nacional.

vi. 2002, com o advento das Diretrizes Curriculares Nacionais pela publicação da Resolução 04/2002.[8]

vii. 2004, com a publicação da Lei nº 10.861/2004;[9] a Lei SINAES, que implementou o Sistema Nacional de Avaliação da Educação Superior.

viii. 2009, ano em que foi publicada a Resolução nº 04/2009,[10] que definiu carga horária mínima e procedimentos relativos à integralização e duração do curso de graduação em Fisioterapia.

Analisemos, então, a Figura 4.4.

Atentem que, no sistema de periodização proposto neste livro, apenas o primeiro momento político da história do Brasil foi mencionado e, consequentemente, você somente foi apresentado aos dois primeiros documentos oficiais: o Parecer CFE nº 388/1963 e a Portaria Ministerial MEC nº 511/1964.[3,4] Os demais documentos citados serão retomados nos próximos capítulos. Reparem também que a evolução do modo de preparar fisioterapeutas foi influenciada por oito marcos cronologicamente definidos por ano, situados em três momentos historicamente bem delimitados na

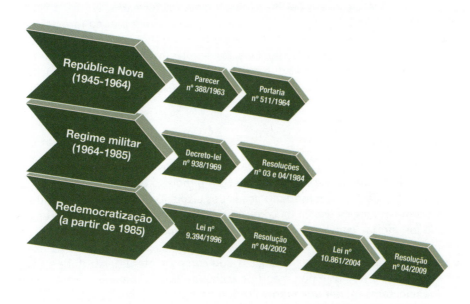

Figura 4.4. Esquema dos três principais momentos políticos da História do Brasil e dos oito marcos histórico-documentais da regulamentação da formação do fisioterapeuta no Brasil.
Fonte: Desenvolvida pela autoria.

política brasileira e na maneira de governar o Brasil (ver Figura 4.4). Os momentos históricos iniciam-se no fim da Era Vargas, quando Getulio Vargas renunciou forçadamente a seu governo, e foi promulgada a Constituição de 1946 até 1964 (período da Fisioterapia Procedimental, já discutida no Capítulo 2).

Na sequência, João Goulart foi deposto pelo Golpe Militar de 1964, passando para o período do Regime Militar até o início da redemocratização do país em 1985 (período da Fisioterapia Profissional, discutido no Capítulo 5). Daí em diante, seguimos para a promulgação da Constituição Federal de 1988, que instituiu a saúde como direito de todos e dever do Estado, até o ano de 1996, quando demarcamos o início de uma nova fase para a Fisioterapia (período da Fisioterapia Científica e Tecnológica, a ser também discutido no Capítulo 9).

Uma vez bem delimitados os marcos e períodos históricos, podemos, então, reconhecer que, no berço de nascimento da Fisioterapia, o modelo de atenção biomédico já estava fortemente instaurado e historicamente marcado pela hegemonia das ciências da vida (biológicas). Por mais que mostrasse abertura para diálogos com outras ciências (exatas, humanas e sociais), ainda era propagado na formação dos profissionais da saúde, no Brasil, o modelo de formação oriundo da Medicina do século XIX, tanto nas definições de causa de morte como nas de doenças.

Partindo da lógica em que a maneira de organizar os serviços de saúde reflete os valores sociais, econômicos e políticos da nação, pelo mesmo raciocínio podemos admitir que a formação e o perfil dos fisioterapeutas formados em cada período refletiam o modelo de atenção à saúde vigente. Simplificando, toda formação profissional mantém relação com sua forma de trabalho. Por esse motivo, apresentaremos a seguir os principais modelos conceituais de saúde nos três períodos historicamente definidos – visto que estes provavelmente revelarão os modelos de formação do fisioterapeuta e de atenção à saúde em cada momento histórico periodizado neste livro.

Modelo biomédico

O professor Puttini,[11] da Universidade Estadual Paulista "Júlio de Mesquita Filho" (Unesp) de Botucatu, em 2010, ao caracterizar o modelo biomédico clássico, reforçou que a base de compreensão das ações dos profissionais da saúde formados de acordo com essa lógica estava na compreensão dos fenômenos biológicos em que a saúde foi referida como ausência de doença. Esta, por sua vez, foi definida como desajuste ou carência de adaptação de um indivíduo às perturbações da dinâmica de integridade e às interações biológicas que comprometem a estrutura e função dos órgãos, dos sistemas e do organismo como um todo. De maneira bem simples, este modelo, também denominado unicausal, sempre concebia a existência de uma causa biológica a ser tratada para cada doença.

O modelo biomédico de formação na época que a Fisioterapia começou a surgir no Brasil (período da Fisioterapia Procedimental) adaptou-se muito bem ao combate das doenças infecciosas por meio do uso de antibióticos e de vacinas. Em particular, no contexto de surgimento da Fisioterapia, o combate às epidemias de poliomielite[a] contribuiu para o rápido reconhecimento do papel da terapia física nas mobilizações de combate às sequelas da Paralisia Infantil. Elas fortaleceram a participação do diplomado em Fisioterapia no compartilhamento das ações no campo da reabilitação. Para Gritzer e Arluke, citados por Barros,[12] essas mobilizações inclusive enfraqueceram, nos anos de 1950, a Fisiatria –[b] cuja especialidade permanecia isolada e com reputação questionada por médicos de outras especialidades.[12]

Entendam que a formação de profissionais de saúde desse período até mostrava a intenção de ultrapassar a ideia de que cada doença teria uma causa biológica a ser tratada (unicausal) para a lógica do modelo seguinte, que se baseava na tríade agente-hospedeiro-ambiente (modelo que será discutido a seguir). Por mais que mantivesse bases biológicas, esse modelo reforçava uma concepção mais abrangente – a da multicausalidade –, propagando que os profissionais deveriam ser formados não somente para controlar doenças mas também para intervirem sobre o agente e sobre o hospedeiro –, ampliando a ação dos profissionais da saúde para os ambientes físico, biológico e sociocultural. Contudo, a lógica linear do modelo que procurou identificar um agente etiológico e explicar o adoecer ainda estava fortemente presente na formação do médico – formação essa copiada pelas escolas de

---

[a] Doença infecciosa viral (poliovírus), também conhecida como pólio ou paralisia infantil, que causa inflamação da substância cinzenta na medula espinhal e consequente perda de neurônios motores inferiores.
[b] Especialidade médica que promove a saúde por meio da prevenção de incapacidades físicas, da avaliação e da reabilitação de indivíduos incapacitados por dor, doença ou lesão.

formação dos diplomados em Fisioterapia daquela época, numa lógica de preparo para combater doenças e incapacidades.

Traços desse modelo de formação podem ser claramente identificados no Parecer nº 388/1963[3] e na Portaria nº 511/1964 (formação em 3 anos),[4] e mesmo nos currículos mínimos[13] da década de 1980 (4 anos de formação) – documentos nos quais, em seus conteúdos eram destacadas competências relacionadas ao diagnóstico de doenças e de deficiências e à aplicação de técnicas e de procedimentos para a cura ou a recuperação de inválidos para a vida social. Incluíam também o manejo de recursos terapêuticos físicos, atribuindo ainda outros termos de um campo lexical médico e técnico, que deixavam claro o caráter de tratamento focado no controle de doenças e deficiências – marca registrada do modelo biomédico unicausal.

Ao que parece, mesmo depois da Constituição Federal de 1988 – que introduziu a saúde como direito social –, os fisioterapeutas tinham escolhido se tornar um profissional liberal para o atendimento das classes média e alta.[14] Observa-se que, durante anos e até na contemporaneidade de quem lê este livro, o fisioterapeuta parece ter uma preferência por atuar como profissional autônomo em clínicas privadas, centros de reabilitação e hospitais onde as deficiências dos sistemas osteomioarticular, neuromotor e cardiopulmonar assumem destaque, e os "clientes" pagam pelos procedimentos realizados.

Poucos fisioterapeutas parecem se interessar pela promoção da saúde, pela prevenção de riscos e por qualquer meio de intervenção interprofissional voltada para coletividades em uma visão mais humana e social. O modelo biomédico, ainda presente nas ações do fisioterapeuta contemporâneo, desenvolveu claramente um *modus operandi* em que o usuário do serviço de saúde – um paciente – é reduzido ao objeto da técnica de intervenção, sendo o sujeito que recebe a terapia física ou o que compra o procedimento. Nesse modelo, a Fisioterapia continua claramente procedimental enquanto instrumento a ser aplicado, ainda que vivamos no período da Fisioterapia Científica e Tecnológica – discutido no Capítulo 9, um aprimoramento dos modelos de atenção em saúde.

Essa inércia profissional de somente intervir em condições cujo estado de saúde já esteja comprometido – prestando assistência aos pacientes (clientes) que procuram os serviços de reabilitação quando não suportam mais suas condições patológicas e as consequências delas – foi um fenômeno pelo qual, há mais de 20 anos, Rebelato e Botomé[15] caracterizaram como dificuldade de fisioterapeutas assistenciais e formadores (professores) somente enxergarem suas práticas profissionais no processo de reabilitação – uma herança do modelo biomédico e do contexto de surgimento da Fisioterapia enquanto terapia física.

Ainda na República Nova pós-Vargas, iniciada em 1946, e já entrando no período do regime militar nas décadas de 1960 a 1970, a assistência em saúde sofreu os reflexos da nova ordem mundial do pós-grandes guerras mundiais por meio da formação da Organização das Nações Unidas (ONU) e da Organização Mundial da Saúde (OMS) – reconfigurando a antiga definição de saúde como ausência de doença para uma definição em que "saúde é o estado de completo bem-estar físico, mental e social e não meramente a ausência de doença".[2,16,17] Essa tendência criou espaço para o surgimento de um novo modelo de atenção em saúde em que, mesmo focado no biológico, influenciaria a formação dos fisioterapeutas durante todo o regime militar – período no qual o exercício profissional foi definitivamente regulamentado. Esse novo modelo ficou conhecido como o modelo da história natural da doença e será discutido a seguir.

Modelo da história natural da doença

Este novo meio de representar as ações em saúde estabeleceu um modelo mais multicausal (o principal diferencial do modelo biomédico) e com certo percurso no tempo e espaço (epidemiológico), que privilegiou o conceito de saúde como um processo de restabelecimento da normalidade e valorizou a noção de prevenção de doenças por ações promotoras de saúde para pessoas acometidas ou não por doenças classificadas a partir de então como doenças transmissíveis ou não transmissíveis – dada a característica contaminante ou de cronicidade de algumas doenças.

Além disso, o modelo em questão passou a ressaltar a existência de uma história natural da doença, expressa pela tríade dita ecológica (agente, hospedeiro e ambiente), por envolver, também, o ambiente. Nesse momento, cria-se espaço para termos como *invalidez*,[c] *convalescença*[d] e *senescência*,[e] que definiam pessoas com capacidades reduzidas, sequelas[f] e processos degenerativos.[g] Analisemos melhor o racional por meio da tríade ecológica ilustrada na Figura 4.5.

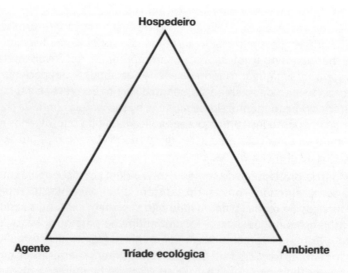

Figura 4.5. Ilustração da tríade ecológica que caracterizou o modelo da história natural da doença e que ampliou o foco do agente unicausal biológico para agentes multicausais também observáveis no hospedeiro e no ambiente.
Fonte: Desenvolvida pela autoria.

---

[c] Estado de quem, por incapacidade física ou mental permanente, não pode exercer sua independência e autonomia.
[d] Estado natural da doença.
[e] Estado natural do envelhecimento.
[f] Perturbação secundária a uma doença que persiste cronicamente.
[g] Efeitos deletérios e secundários a uma doença ou lesão.

Nessa tríade, o conceito de normalidade assume a conotação da linguagem clínica, em que doenças são consideradas anormalidades da condição normal – que seria a de saúde. Assim, a lógica do pensamento no modelo de história natural da doença propunha o restabelecimento da normalidade fundamentado na visão positiva da saúde, valorizada pelas ações promotoras de saúde e preventivas de fatores de risco para o adoecimento.[11]

O conceito de normalidade aqui empregado é o de normalidade estatística.[18] Para o estudante iniciante, convém discutir um pouco mais detalhadamente esse conceito. Partiremos da ideia de que uma pessoa normal é aquela que se ajusta às normas; repete certos comportamentos considerados os da maioria para uma coletividade. Nesse contexto, o anormal seria uma pessoa que esboça comportamentos fora da média e dentro de uma variação em torno desta para a respectiva coletividade. O anormal é, portanto, o fora do comum estatístico (média ± 2 vezes o desvio padrão da média) em um intervalo de confiança para 95% da população.

Ao admitir que dado comportamento possa ser medido, o conjunto de variáveis obtidas pela medição deste em uma coletividade viabiliza o cálculo do que é comum e usual (normal) por meio de uma análise da distribuição de frequência dos resultados obtidos por medição para determinada amostra[h] da coletividade – propiciando inclusive inferir o normal na coletividade inteira (população).

Em uma primeira abordagem, poderíamos precipitadamente concluir que o normal na coletividade seriam a moda[i] ou a média[j] estatísticas calculadas. No entanto, ambos os cálculos raramente são indicativos da normalidade; eles indicam tendências centrais com uma variação interna. Estatisticamente, a normalidade somente poderia ser identificada por uma análise da tendência, considerando as variações em uma porcentagem específica da amostra. A solução do problema foi dada pelas distribuições que assumiam o formato da famosa curva de Gauss – conhecida também como distribuição gaussiana e ilustrada na Figura 4.6.

Nessa distribuição de frequência dos valores, ter um comportamento normal estatístico seria estar dentro dos limites do intervalo de confiança de uma distribuição de frequência de variáveis que se aproximaria da curva gaussiana. Nesta, a maior quantidade de observações é representada pela média dos valores, e as observações com valores abaixo ou acima da média variam dentro de um ou mais desvios padrões. A quantidade de observações fora do que foi adotado como intervalo de confiança – em múltiplos de um ou mais desvios padrões – consistiria em observações anormais (a minoria no extremo abaixo ou acima de valores que ficou de fora do intervalo de confiança). Tanto o modelo biomédico como o modelo da história natural da doença se apoiavam nessa normalidade estatística.

Uma vez estabelecidos os elementos da tríade ecológica e analisados os comportamentos na perspectiva da normalidade estatística, o modelo da história natural da doença propõe uma concepção epidemiológica que englobe o modelo biomédico

---

[h] Amostra refere-se a uma parcela convenientemente ou aleatoriamente selecionada da população de interesse.
[i] Valor que se apresenta com maior frequência.
[j] Somatório dos valores, dividido pela quantidade de valores somados.

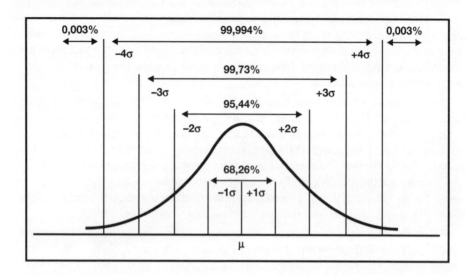

Figura 4.6. Curva de Gauss em que o topo da curva representa a quantidade de ocorrências mais presentes e cujos valores assumiram a média (μ) das observações na distribuição, com quantidades cada vez menores de observações para os valores que variam em torno da média em múltiplos de + ou − o desvio padrão (σ), que definirão a porcentagem de observações consideradas normais a depender do referencial (intervalo de confiança), em múltiplo de σ, que será adotado conforme a conveniência da análise em 68,26%;, 95,44%; 99,73%; ou 99,994%.
Fonte: Curva de Gauss para QI da população de Hong Kong. Sarahipc, 2016.

em um conjunto de processos interativos, cujo estímulo patológico estaria, também, no ambiente ou em qualquer outra fonte de perturbação ao estado de normalidade. Dessa maneira, evoca-se uma resposta a esse estímulo nocivo até o momento que o indivíduo começaria a não mais se adaptar ao estímulo que iniciaria uma série de alterações clinicamente identificáveis ao ponto de promover defeitos – recuperáveis ou não –, levando aos estágios de recuperação, invalidez (cronicidade) ou morte.

A Figura 4.7 ilustra alguns exemplos em que a dinâmica da história natural da doença poderia ser explicada pelo modelo. Os exemplos ilustrados pelas curvas R1 e R2 mostram casos de recuperação do processo patológico. No caso R1, a evolução foi subclínica – sem manifestações clinicamente identificáveis por sinais e sintomas –; no caso R2, a intensidade do processo patológico assumiu valores que ultrapassaram o limiar clínico, sendo identificados sinais e sintomas em uma evolução da história natural – controlada até o momento da recuperação. Por sua vez, no exemplo representado pelo caso R3, apesar de o desfecho ser supostamente a recuperação, haveria recidivas tanto com evoluções subclínicas quanto clínicas.

Os exemplos ilustrados pelas curvas C1 e C2 revelam dinâmicas de história natural da doença com desfechos de invalidez definidos pela cronicidade do processo

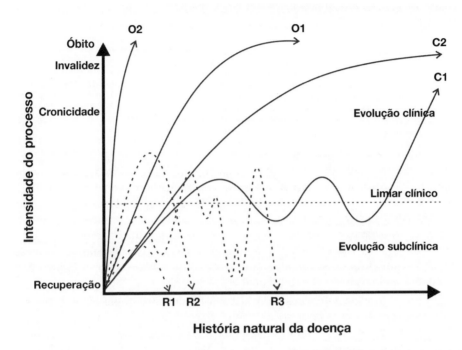

Figura 4.7. Gráfico bidimensional (eixo *x*: tempo decorrido na história natural da doença; e eixo *y*: intensidade do processo patológico), ilustrando sete possíveis dinâmicas, explicadas pelo modelo da história natural da doença. R1, R2 e R3 ilustram casos de recuperação; C1 e C2 ilustram casos de cronicidades conduzindo à invalidez; e O1 e O2 ilustram casos de óbito como desfecho.
Fonte: Desenvolvida pela autoria.

patológico e/ou deficiência. No caso C1, com início pouco intenso e continuidade intercalada por períodos de surto e remissão, há uma evolução, com desfecho de fase progressiva em intensidade do processo patológico. Já no caso C2, a progressão do processo patológico teria sido contínua desde o início até alcançar a invalidez.

As curvas que representam os casos O1 e O2, no mesmo modelo da Figura 4.7, ilustram casos de história natural da doença de óbito como desfecho. No caso O1, o óbito foi alcançado com um período progressivo, porém pouco mais cronificado que no caso O2 –, no qual supostamente o óbito seria um desfecho alcançado de maneira progressivamente aguda.

Apesar de ter sido uma representação das décadas de 1950 a 1970, o modelo da história natural da doença ainda está fortemente presente na formação dos profissionais da saúde contemporâneos. Em particular, no campo da epidemiologia, o modelo em questão foi bem-sucedido em prevenir e controlar doenças popula-

40 História da Fisioterapia no Brasil

cionais, revelando dois domínios, cujos profissionais da saúde poderiam agir promovendo a saúde, a saber:

i. O meio externo – principalmente combatido na Reforma Sanitária e concernente ao campo da Fisioterapia na ação do fisioterapeuta na proposição de tecnologia assistiva,[k] nos estudos ergonômicos[l] e na busca de mais acessibilidade para pessoas com deficiência.

ii. O meio interno – principalmente combatido por terapia farmacológica e vacinas.

Observem que o modelo da história natural da doença em nada mudou a lógica flexneriana[m] no campo da Fisioterapia – cuja origem das ações caracterizou o diplomado em Fisioterapia, no seu surgimento, como um profissional da reabilitação que atua quando a doença, lesão ou disfunção já foram estabelecidas. Esse modelo de formação tecnicista, fragmentada, especialista, neoliberal e privatista em detrimento às preocupações sociais é marca clara da formação segundo um modelo flexneriano-biologicista-privatista que somou forças com o modelo de formação neoliberal-capitalista de saúde enquanto bem de mercado – todos eles incorporados pelo modelo da história natural da doença.[14]

Embora o modelo multicausal da história natural das doenças supostamente também reconheceria o fator social como determinante, ele ainda preservava a influência hegemônica do modelo biomédico, com uma tendência a valorizar de modo secundário os determinantes sociais.[11] Talvez por esse motivo, na década de 1960, a Medicina Social despontou como campo de saberes e conhecimentos em uma corrente contrária e quase antagônica ao modelo biomédico. Ela contribuiu quase de maneira concorrente para o estabelecimento do modelo contra-hegemônico (esse modelo será ainda mais bem detalhado neste capítulo), principalmente desenvolvido no período de redemocratização do Brasil, a partir de 1985.

Certamente o movimento da Medicina Social proporcionou inúmeras contribuições na Reforma Sanitária e nas bases de fundação do Sistema Único de Saúde (SUS), estabelecendo, neste último, a saúde como direito social e dever da Nação.[19,20] Nesse sentido, um modelo voltado aos determinantes sociais da doença será discutido a seguir.

Embora a formação médica já experimentasse transformações vindas das escolas europeias para reforma do modelo flexneriano,[21] o país como um todo e, em particular no campo da Fisioterapia, parecia, e parece ainda, resistir à incorporação de um modelo diferente dos dois apresentados até então no texto. Isso revela uma tendência dos fisioterapeutas em seguir uma lógica privatista de formação para o

---

[k] Tecnologia assistiva é uma área do conhecimento, de característica interdisciplinar, que engloba produtos, recursos, metodologias, estratégias, práticas e serviços que objetivam promover a funcionalidade, relacionada com a atividade e a participação de pessoas com deficiências, incapacidades ou mobilidade reduzida, visando a sua autonomia, independência, qualidade de vida e inclusão social.

[l] Estudo científico da Engenharia Industrial, em conjunto com anatomistas, fisiologistas e psicólogos, para estudar a relação do homem com as máquinas em seu ambiente de trabalho. Até a década de 1970, voltava-se mais para a interação homem-máquina, e atualmente tem como foco a interação homem-computador. Também pode ser definida como a adequação da tecnologia, da arquitetura e do desenho industrial em benefício do trabalhador e de suas condições ideais de trabalho.

[m] Modelo de formação proposto por Abran Flexner (1910), que se fundamentava no paradigma biologicista de valorização da técnica no ensino e no estímulo à especialização pela ênfase na pesquisa biológica.

mercado de trabalho, dificultando o acesso da população aos serviços de saúde e elitizando a assistência para aqueles que conseguem pagar por ela.

Somado ao descrito até agora, o conhecimento biológico e as técnicas de reabilitação não representam por si só requisitos suficientes para garantir a saúde da população, que – a partir da década de 1998 – presenciou uma clara transição epidemiológica, marcada por epidemias causadas por agentes infecciosos e parasitários, decorrentes da pobreza e do subdesenvolvimento para um cenário de doenças da modernidade. caracterizadas por enfermidades crônicas não transmissíveis, decorrentes do envelhecimento populacional; dos novos hábitos de vida; das condições ocupacionais; e de causas externas geradoras de fatores estressantes e acidentais dos mais diversos.[22]

Modelos que incluem determinantes sociais da doença

Na evolução histórica dos diversos paradigmas explicativos do processo saúde-doença – desde meados do século XIX –, o conceito de determinantes sociais de saúde surge como referencial teórico para intervenções, por meio de políticas e programas voltados ao combate das iniquidades de saúde geradas por esses determinantes sociais.[23] Em linhas gerais, esses modelos preconizavam que os determinantes sociais de saúde seriam os fatores sociais, econômicos, culturais, étnicos, raciais, psicológicos e comportamentais que influenciam a ocorrência de problemas de saúde e seus fatores de risco na população.

Talvez, por meio desse modelo, as discussões sobre humanização no campo da saúde tomaram forma em um cenário em que a humanização na atenção em saúde era secundarizada ou banalizada por gestores e, até mesmo, por profissionais da saúde, que propagavam a desumanização em suas práticas. Esta também era reconhecida nas falhas organizacionais do atendimento recebido depois de longa espera – focado no doente, quase anônimo e despersonificado. Não havia preocupações quanto à privacidade do usuário, muitas vezes sujeito à permanência em aglomerados.[24]

Há certa dificuldade, por parte dos fisioterapeutas, em reconhecer as próprias práticas, influenciadas pelo modelo dos determinantes sociais da doença –, visto que a Fisioterapia surgiu como procedimento vinculado ao modelo biomédico, cartesiano e de visão reducionista, que compara o corpo a uma máquina e o profissional a um mecânico. Essa visão sempre dificultou a valorização de um diálogo interprofissional; a troca de conhecimentos; a formação de vínculos; e o reconhecimento de responsabilidades no sistema de saúde como um todo para indivíduos e suas coletividades – continuando a propagação de práticas desumanizadas.[24]

Embora os determinantes sociais de saúde já tenham alcançado certo consenso contemporâneo entre os profissionais – especialmente no que diz respeito à sua importância social –, essa construção de consenso ao longo da história foi marcada por resistência, e, mesmo na atualidade, o consenso está restrito a discursos e modelos sem real reconhecimento prático das ações dos fisioterapeutas ou mesmo sem a incorporação na formação em faculdades, centros universitários e universidades.

Com origens no século XIX, a teoria miasmática[n] das doenças, de certa maneira, reconhecia que mudanças sociais – principalmente decorridas do processo de

---

[n] A teoria miasmática, também de fundamentos biológicos, propunha ter as doenças uma origem nos miasmas, ou seja, o conjunto de odores fétidos provenientes de matéria orgânica em putrefação nos solos e lençóis freáticos contaminados. Foi considerada obsoleta com a proposição da teoria microbiana.

urbanização e industrialização – exerciam marcante influência no surgimento das doenças. Ao que parece, houve cientistas que chegaram inclusive a compreender as ciências médicas como ramo das ciências sociais, dado o fato de as condições econômicas e sociais exercerem efeitos marcantes sobre a saúde e as doenças.

Entretanto, no fim do mesmo século XIX, os trabalhos de Koch e Pasteur fizeram iluminar um novo paradigma – centrado nos agentes microbiológicos, ofuscando qualquer outro modo de explicação do adoecimento com origem social –, em paralelo à criação formal de institutos biológicos de pesquisa e das escolas de medicina pelo mundo. Consequentemente, os adeptos desse novo paradigma o adotavam e o propagavam em coerência com os modelos biomédicos e da história natural da doença na tríade ecológica – fortemente assumidos pela comunidade médica em formação no mundo todo, principalmente na metade ocidental.[25]

O cenário histórico do fim do século XIX também proporcionou um ambiente conflitante para a saúde pública, reivindicada como um ramo da Medicina que deveria tratar do estudo de doenças fundamentalmente baseadas na microbiologia e na teoria dos germes, ou se tornar uma ciência centrada no estudo da influência das condições sociais, econômicas e ambientais na saúde dos indivíduos. Esse conflito gerava o seguinte questionamento: deveria a medicina buscar conhecimento por meio de estudos em laboratórios ou por aqueles realizados em casas, fábricas e campos, para conhecer as condições e hábitos de vida dos hospedeiros? Venceram as concepções biológicas, provocando, pelo menos por um período, o distanciamento das questões sociais como foco da saúde pública. Foram essas tendências que influenciaram os serviços de reabilitação ofertados desde 1919 no Brasil – quando a Fisioterapia teve sua origem.

Apesar da predominância biológica nessa ordem mundial de atenção à saúde, uma permanente recorrência de discussões com cunho mais sociopolítico e ambiental ressurgia sempre nas discussões sanitárias. A própria OMS, ao propor uma definição centrada no bem-estar, reconheceu os fatores sociais e ambientais como presentes no processo saúde-doença. Contudo, o sucesso da erradicação da varíola na década de 1950 tirou completamente o prestígio social, ao dar ênfase ao combate de doenças coletivas por meio de campanhas de vacinação para imunizar populações contra os agentes microbiológicos. A erradicação da poliomielite no Brasil foi outro bom exemplo.

Os determinantes sociais de saúde somente voltariam a assumir presença em discussões alguns anos mais tarde, quando na Conferência de Alma-Ata,[°] em 1978, um modelo mais concentrado em fatores sociais e ambientais foi recolocado em debate – principalmente decorrente dos estudos focados nas iniquidades em saúde entre grupos populacionais dos países subdesenvolvidos. Os determinantes sociais de saúde progressivamente ganharam forma, ao ponto de serem reconhecidos como um modelo de atenção em saúde cuja importância pode ser notada no estabelecimento da Comissão sobre Determinantes Sociais da Saúde da OMS, criada em 2005.

[°] A Conferência de Alma-Ata, realizada na República do Cazaquistão (ex-República Socialista Soviética Cazaque), estabeleceu a Declaração de Alma-Ata, que se dirigia a todos os governos na busca da promoção da saúde a todos os povos do mundo. Esta Declaração foi reformulada na Conferência Internacional sobre Cuidados Primários de Saúde.

De acordo com Buss e Pellegrini-Filho,[23] em 2007, o maior desafio dos modelos de atenção em saúde, fundamentados nos determinantes sociais de saúde, consiste em hierarquizar os fatores mais gerais de natureza social, econômica e política de modo a reconhecer a vulnerabilidade e sua interferência na situação de saúde de grupos populacionais e pessoas – visto que a interferência não se faz por relação de causalidade (causa-efeito). Vamos estudar o principal modelo (Figura 4.8) por meio de uma representação esquemática da trama de relações entre os diversos fatores humanos: o modelo de Dahlgren e Whitehead.[26]

Esse modelo foi disposto em camadas mais próximas ou mais distantes do indivíduo. As mais distais consistiam nos macrodeterminantes; e as mais proximais, nos microdeterminantes sociais. Nessa configuração, os indivíduos estão na base do modelo, com suas características individuais de idade, sexo e fatores genéticos – influenciadores de seu potencial e sua condição de saúde. Na camada que abrange imediatamente os indivíduos, partindo em sentido às camadas mais distais, estão os comportamentos e os estilos de vida individuais – que são o limite entre os fatores individuais e os determinantes sociais de saúde em certa hierarquia, formadores das camadas mais distais do modelo (macrodeterminantes).

O presente modelo de determinantes sociais de saúde possibilita identificar níveis de intervenção, em que o primeiro nível seria a intervenção individual. Para atuar nesse nível, o fisioterapeuta necessitaria reconhecer as políticas de abrangência populacional, promotoras de mudanças de comportamento em intervenção fisioterapêutica, cuja estratégia nem sempre é terapêutica, mas também pode ser

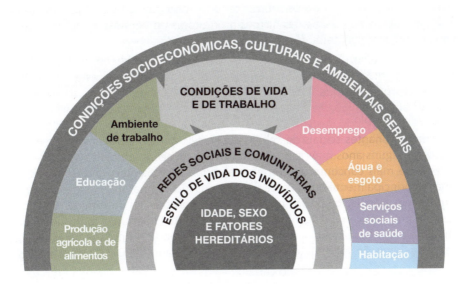

Figura 4.8. Determinantes sociais segundo o modelo de Dahlgren e Whitehead.[23,26]
Fonte: Adaptada do modelo de Dahlgren e Whitehead, 1991.

44 História da Fisioterapia no Brasil

profilática.[p] Exemplos dessas mudanças são as decorrentes de programas educativos, comunicação social, acesso facilitado a alimentos saudáveis, bem como proibição à propaganda do tabaco e do álcool em todas as suas modalidades.

Em um recorte mais focado em um campo lexical de interesse para a Fisioterapia, podemos cunhar o termo *fisioprofilaxia* – a profilaxia feita por agentes físicos. Em um exercício filosófico e terminológico, essa divagação caberia aos futuros fisioterapeutas, formados nessa nova lógica, para refletir o que seria a cinesioprofilaxia, a termoprofilaxia, a eletroprofilaxia, a hidroprofilaxia e outros modos de se prevenir com agentes físicos.

O segundo nível de intervenção, nesse modelo, corresponderia às ações interdisciplinares, articuladas na comunidade, por equipes multiprofissionais, respeitadas as redes de relações e de gerência da atenção básica local. Estamos, de fato, falando da atuação do fisioterapeuta na atenção básica em saúde, considerando como exemplos os laços de coesão social, e das relações de solidariedade e confiança entre pessoas e grupos para a promoção e proteção da saúde individual e coletiva, conforme também descrito por Buss e Pellegrini.[23] Aqui poderíamos pensar nas intervenções coletivas como ginástica laboral, fisioterapia coletiva e outras modalidades de atuação, que buscam estabelecer redes de apoio e fortalecer a organização e a participação das pessoas e das comunidades em ações coletivas para alcançar melhores condições de saúde e bem-estar.

No terceiro nível desse modelo, teríamos a atuação por meio de políticas de saúde sobre as condições materiais e psicossociais nas quais as pessoas vivem e trabalham, de maneira a assegurar acesso a condições sanitárias, como tratamento de água e esgoto, garantia de habitação, alimentação, emprego, serviços, educação e outros. Caberia aos fisioterapeutas – influenciados pelo modelo dos determinantes sociais – se inserir nos distintos setores de desenvolvimento de políticas sanitárias para o estabelecimento de mecanismos promotores de bem-estar social. Estamos falando, então, do fisioterapeuta sanitarista e gestor.

Por fim, no quarto nível do modelo de Dahlgren e Whitehead, estaríamos nos referindo aos macrodeterminantes da condição de saúde e bem-estar – definidos em políticas públicas que interferem nas mais diversas dimensões, como economia, mercado, trabalho, ambiente e cultura – para promover um desenvolvimento sustentável, reduzindo desigualdades, violência e outras degradações que comprometam a vida em sociedade. Teríamos, então, a figura do fisioterapeuta participando como legislador e político. Notem que, ao se desprender do modelo biomédico, inúmeras áreas de atuação podem ser vislumbradas pelos fisioterapeutas, bem como por qualquer outro profissional.

O progresso no desenvolvimento de conceitos e de novas reflexões em saúde para a sua manutenção parece mostrar um movimento mundial de promoção da saúde cada vez mais atrelado à atuação sobre os determinantes sociais da saúde – que fornece apoio para a implantação de políticas e intervenções diferenciadas e modernas. Um exemplo disso, no campo da Fisioterapia, seria o movimento para a criação da Política Nacional de Saúde Funcional,[27] que referenciou a saúde funcional como o estado de funcionalidade e de bem-estar individual e das coletividades.

---

[p] Profilaxia refere-se à utilização de procedimentos e recursos para prevenir e evitar doenças e deficiências.

Em todos os ciclos da vida (concepção e saúde reprodutora, saúde do embrião e feto, saúde neonatal, saúde na infância e adolescência, saúde do adulto homem, saúde do adulto mulher, saúde do trabalhador, saúde da pessoa com deficiência, saúde do idoso e saúde na finitude da vida), pensando a capacidade para atividades e o desempenho na participação social e a promoção da qualidade de vida e da autonomia para o pleno exercício da cidadania, faz-se, portanto, importante refletir sobre a criação de políticas que reforcem a promoção da saúde – processo do qual um fisioterapeuta contemporâneo precisa se enxergar como integrante.

Como aceitar os modelos dos determinantes sociais de saúde não significa negar os modelos mais biológicos, a OMS mostra indícios de modelos mais integrativos, ao lançar classificações internacionais em organização taxonômica,[q] com bases nesse modelo que integra tanto o componente biológico, quanto o social e o ambiental. Para mim, o melhor exemplo disso é o modelo de estado de saúde aplicado na organização taxonômica da Classificação Internacional de Funcionalidade, Incapacidade e Saúde (CIF),[16] que organiza a informação do estado de saúde segundo a lógica biopsicossocial discutida a seguir.

Modelo biopsicossocial

O atual conceito de saúde, segundo a OMS, fundamenta-se no estado dinâmico de completo bem-estar físico, mental, espiritual e social, abrangendo diversos domínios do contexto humano e se distanciando da ultrapassada ideia de ausência de doenças – antes propagada. A partir desse novo conceito, houve também diversas mudanças no cenário mundial quanto à assistência à saúde na forma de organização das unidades de prestação de serviços – sendo composta por todas as práticas de assistência, gerenciamento e políticas em saúde.[28]

Conforme descrito por Araujo-Barbosa,[28] a transição do modelo biomédico para o biopsicossocial representa um grande avanço, caracterizada pelos seguintes fatores: o surgimento de serviços mais diferenciados e abrangentes – levando em conta também os aspectos psicológicos, sociais e ambientais –, além dos tradicionais aspectos biológicos; e a atuação multiprofissional em ações interdisciplinares – com enfoque na funcionalidade do ser humano e na contribuição de uma nova sistematização da informação em saúde.[28]

No modelo biopsicossocial, o conceito de saúde leva em consideração os fatores contextuais em que o indivíduo está inserido e a interação entre os domínios da vida humana em sociedade. Esses domínios envolvem o universo do bem-estar, que ultrapassa aqueles relacionados com o componente biológico da saúde como pensado no início da história e inclui domínios associados a educação, emprego, ambiente, entre outros. O contexto apresentado nos revela a complexidade de um conceito abrangente e dos inúmeros fatores considerados ao se pensar em saúde e bem-estar.

Na lógica de sistematização da informação proposta no modelo integrativo da CIF,[17,29,30] esses componentes dão significado ao termo *funcionalidade* – que tem duplo sentido nessa forma de raciocínio. O primeiro significado refere-se a um

---

[q] Um campo da ciência (e principal componente da sistemática) que engloba identificação, descrição, nomenclatura e classificação.

conceito genérico de funcionalidade enquanto um estado de saúde – conceito este dado pelo balanço entre os determinantes qualificados como positivos ou negativos na geração desse estado. Já o segundo significado do termo funcionalidade – em um sentido mais estrito – representa os próprios determinantes qualificados como positivos em oposição ao termo *incapacidade* – que exprime o conjunto dos determinantes qualificados como negativos.

Assim, o termo *funcionalidade* tem aplicação genérica (sentido *lato*) quando analisado pelo balanço entre os determinantes de saúde – balanço este que resulta em um estado de saúde mais favorável (indivíduo mais saudável) ou desfavorável (indivíduo mais enfermo); e também tem aplicação específica (sentido *stricto*), quando considera somente a interação favorável entre os diferentes determinantes nos domínios relacionados com o estado de saúde de um indivíduo e seus fatores contextuais, qualificados como positivos.

A primeira definição conceitual possibilita imaginar esses componentes como engrenagens da máquina cujo funcionamento conjunto e interativo estabelece uma dinâmica entre elas, e o faz funcionar como um todo. Esta abstração comparativa a máquina está ilustrada na Figura 4.9.

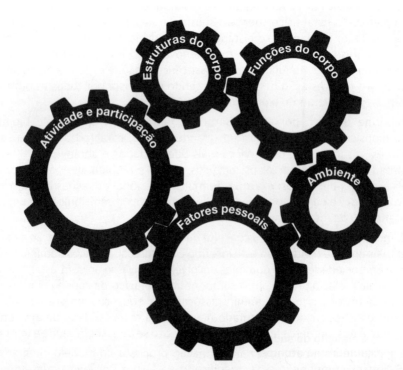

Figura 4.9. Engrenagens em funcionamento ilustrando um estado de saúde nas interações dinâmicas entre os domínios da CIF – estrutura e função do corpo, atividade e participação, bem como fatores contextuais (ambientais e pessoais).[28]
Fonte: Araujo-Barbosa PHF (2016).[28]

Esclarecido o duplo sentido do termo *funcionalidade* – deveras utilizado pelos fisioterapeutas e adotado no modelo integrativo da organização taxonômica da CIF –, fica então definido que, ao nos referirmos aos estados de saúde, informaremos o sentido genérico do termo *funcionalidade*.

Ao refletir acerca do modelo biopsicossocial em busca de modelos matemáticos que simulassem a inter-relação dos componentes do modelo integrativo da organização taxonômica proposta na CIF, elaboramos o esquema ilustrado na Figura 4.10. Este apresenta um modelo concreto da abstração que une conceitos e reflexões em discussão, e resultou em uma representação de um fenômeno oscilatório em três dimensões (tempo, estado de saúde e condição de saúde) –, que pode ser simulado para uma escala de análise individual ou populacional.

No modelo ilustrado, a origem (marco zero no espaço tridimensional) seria o nascimento do indivíduo ou o momento de início da análise populacional, marcando a contagem do tempo progressivamente positiva para o tempo de vida extrauterina e regressivamente negativa para o tempo de vida intrauterina em uma escala individual. Em escala populacional, a contagem do tempo seria positiva para os estudos prospectivos e negativa para os estudos retrospectivos.

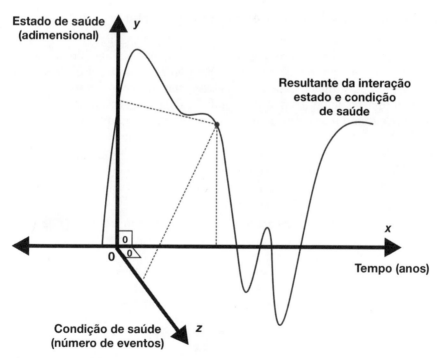

Figura 4.10. Modelo abstrato representado como fenômeno oscilatório nas três dimensões: tempo (eixo *x*), estado de saúde (eixo *y*) e condição de saúde (eixo *z*), que pode ser utilizado em escala de análise individual ou populacional.[28]
Fonte: Desenvolvida pela autora.

O estado de saúde (funcionalidade no sentido *lato*), nesse modelo, seria, então, definido por uma razão entre os determinantes positivos (funcionalidade no sentido *stricto*) e negativos (incapacidades) nos distintos domínios relacionados com o estado de saúde. Estes permitem que a referida razão oscile em função do tempo e das variações na condição de saúde (eventos discretos também em função do tempo) que interfeririam nesse estado dinâmico e oscilatório descrito. No presente modelo, as condições de saúde seriam eventos codificados pela Classificação Internacional de Doenças (CID), cuja versão em português do Brasil se encontra em sua décima edição (CID-10).

Para melhor compreensão do modelo, recomendo a leitura da dissertação de mestrado *Modelagem e simulação de informações do estado de saúde codificadas pela classificação internacional de funcionalidade, incapacidade e saúde: requisitos e subsídios para sistemas de informação em saúde*, orientada por mim e defendida por Paulo Henrique de Araujo-Barbosa.[28] (Uma versão mais desenvolvida do assunto pode ser consultada em sua dissertação de doutorado, defendida em 2020.[31])

Pois bem, os principais modelos de atenção à saúde que influenciaram os modelos de formação de profissionais de saúde foram apresentados. Entretanto, convém ainda discutir os dois principais modelos assistenciais que também influenciaram o processo de regulamentação da Fisioterapia no Brasil.

Modelos assistenciais hegemônico e contra-hegemônico

Com a promulgação da Constituição Federal de 1988, a saúde – que até então constituía um bem de mercado – passa a ser considerada no Brasil um direito social subsidiado pelo Estado. A mudança de concepção advinda dessa nova visão criou um paradigma a ser implementado. Em outras palavras, o modelo técnico-assistencial e de formação de profissionais da saúde deveria assumir a missão de transitar de um modelo dito hegemônico para um modelo contrário que garantisse a nova visão incluída no texto constitucional: o modelo contra-hegemônico.

Uma definição simplificada de ambos os modelos, bem como uma comparação, destacando os principais desafios a serem superados para implementação do novo modelo, serão descritas a seguir e retomadas nos capítulos subsequentes em exemplos de interesse para a história da Fisioterapia.

Pela análise dos modelos de atenção à saúde, poderíamos teorizar que a formação do fisioterapeuta antes da redemocratização do país tem bases hegemônicas,[r] fortemente atreladas ao modelo biomédico e ao modelo da história natural da doença. Mesmo depois da redemocratização, essa base permanece com resistência na transição para uma formação mais voltada ao modelo contra-hegemônico, o qual incorporaria referenciais teóricos mais biopsicossociais. Todos os modelos conceituais de concepção de saúde citados já foram previamente descritos, mas assume destaque o modelo biopsicossocial por seu asseguramento nas diretrizes curriculares nacionais[32] para os cursos de Fisioterapia no Brasil.

---

[r] O termo *hegemônico* aqui faz referência à conotação de supremacia de um grupo em relação a outro. No caso do modelo hegemônico de atenção à saúde, ressaltam-se as relações de supremacia do médico na relação médico-paciente e nas relações médico-outros profissionais da saúde.

As ações do fisioterapeuta, dada a influência dos modelos conceituais em saúde, presentes na maneira de formar fisioterapeutas desde sua regulamentação no Brasil, sempre resultaram em práticas fragmentadas e especializadas – distantes da integralidade em saúde, preconizada no SUS –, e claramente incorporadas nas bases hegemônicas. Segundo o racional dessa forma hegemônica de preparar fisioterapeutas, ainda que em ambiente acadêmico, os ingressos recebiam uma formação – que tomava a parte pelo todo – para a intervenção especializada, fundamentada no processo patológico de tratamento da causa de doenças ou deficiências por meio da demanda espontânea. Nesse sentido, havia uma procura do serviço de saúde pelo paciente (ente que não participa das decisões sobre o próprio tratamento) em uma assistência hospitalocêntrica e desarticulada de outros serviços que prestavam assistência por procedimentos – considerados atos privativos de certos profissionais, bens de mercado comercializáveis dentro de uma política liberalista.

Em oposição, uma formação conforme o modelo contra-hegemônico partiria da integralidade na assistência – que teria a visão do todo individual, regional e populacional – fundamentada na vigilância em saúde e na busca ativa da promoção do bem-estar pelo próprio usuário (agente no processo decisório sobre o cuidado individual e comunitário). Essa formação se constitui, portanto, na atenção básica que cuida do sujeito e da comunidade dentro de uma política de saúde, enquanto direito social bem articulado em um sistema de referência e contrarreferência na rede de assistência pública.

Notem que a principal diferença da formação fundamentada em modelo assistencial hegemônico, quando comparada à fundamentada no modelo contra-hegemônico, parte da premissa da quebra dos valores neoliberais da assistência que responsabilizam o Estado quanto à garantia da saúde – um direito social. Assim, a formação contra-hegemônica se separaria da medicina comercial – que envolve alta tecnologia e práticas em cadeia profissional hierarquizada, cujo topo da gestão é representado pelo profissional médico.

Não obstante e dentro do repertório de ações do SUS, ainda encontramos essa medicina comercial sendo praticada no que se convencionou denominar *Saúde Suplementar* dentro do SUS – representada pelos hospitais e convênios particulares, bem como pelos profissionais liberais que dela fazem parte ainda no momento em que este livro foi escrito – 30 anos após a publicação da Constituição Federal de 1988.

Como destaca Bispo Júnior,[14] o sistema de saúde brasileiro e, consequentemente, a formação de profissionais de saúde no Brasil têm sido palco de disputas entre os modelos hegemônico e contra-hegemônico. Mesmo depois de conquistas como a Reforma Sanitária e a criação do SUS, temos de um lado o projeto neoliberal das ações segmentadas, que atribuem aos próprios usuários dos serviços de saúde a responsabilidade de gerenciar e custear, além dos impostos, a sua assistência de saúde; e do outro lado, o projeto da Reforma Sanitária em valores fundamentados na solidariedade, na universalidade, na integralidade e na equidade da atenção em saúde, que atribui ao Estado a responsabilidade da gestão e do custeio da saúde.

Assim, poderíamos propor como característica de um fisioterapeuta com formação mais contra-hegemônica o perfil de um profissional que compreenda sua responsabilidade na resolução de problemas e necessidades sociais não voltados

50 História da Fisioterapia no Brasil

essencialmente ao atendimento especializado – seguindo regras de mercado, na maioria das vezes, protecionistas e privatistas em favor do profissional. Entretanto, o neoliberalismo, ainda escondido na formação e nas práticas dos profissionais da saúde, fortalece o que parece uma resistência ao preconizado nas Diretrizes Curriculares Nacionais,[32] retardando e desencorajando estratégias de formação verdadeiramente críticas, reflexivas e transformadoras – concretizadas em ações formativas mais inovadoras, interdisciplinares e multiprofissionais. Não é difícil encontrarmos colegas que criticam o Ato Médico,[33] mas estão lutando pelos próprios atos privativos em vez de somar esforços para a promoção da saúde.

Assim como Bispo Júnior,[14] acredito que a universidade tem papel primordial como responsável por uma formação profissional voltada à resolução de necessidades e de problemas sociais –, que deve ser preponderante e em detrimento às regras estabelecidas pelo mercado privatista neoliberal da saúde e pelos desejos individuais de docentes fisioterapeutas, porém buscando especialidades em áreas da medicina. Deixo como tarefa para essa nova geração a definição de especialidades genuinamente fisioterapêuticas e fundamentadas no modelo assistencial contra-hegemônico. Por exemplo, abandonaríamos a Fisioterapia aplicada à Traumatologia pela Fisioterapia Osteomioarticular ou pela Fisioterapia na Habilitação para o Esporte; e a Fisioterapia Aplicada à Neurologia pela Fisioterapia Neurofuncional ou pela Fisioterapia na Promoção do Bem-estar da Pessoa com Deficiência. Esses são apenas alguns exemplos, entre tantos outros, que valorizam os fazeres genuinamente fisioterapêuticos.

Referências bibliográficas

1. Amabis JM, Martho GR. Biologia das Populações. São Paulo: Moderna; 2004. v. 3, p. 135.
2. Paim JS. Modelos de atenção à saúde no Brasil. In: Giovanella L, Escorel S, Lobato L et al. (eds.). Políticas e sistemas de saúde no Brasil. Rio de Janeiro: Editora Fiocruz; 2008. p. 547-73.
3. CFE. Parecer 388/63 do Conselho Federal de Educação. Brasil; 1963: 382.
4. MEC. Portaria Ministerial 511/64 do Ministério da Educação e Cultura, Brasil: 1964. p. 383.
5. Presidência da República do Brasil. Decreto-Lei 938/69 que provê sobre as profissões de fisioterapeuta e terapeuta ocupacional e dá outras providências. Brasil: 1969. p. 1-2.
6. MEC. Resolução CFE 03/83 sobre autorização e reconhecimento de Universidades. Brasil: 1983. p. 3629-30.
7. Presidência da República do Brasil. Lei de Diretrizes e Bases da Educação Nacional. Brasil: 1996. p. 53-60. Disponível na Internet: http://www.planalto.gov.br/ccivil_03/leis/l9394.htm (20 jul. 2021).
8. MEC. Parecer CNE-CES n° 1.210, de 12 de setembro de 2001. Brasil; 2001. p. 1-33. Disponível na Internet: http://portal.mec.gov.br/index.php?option=com_content&view=article&id=12991 (20 jul. 2021).
9. Presidência da República do Brasil. Lei 10.861/2004 que instituiu o Sistema Nacional de Avaliação da Educação Superior - SINAES e dá outras providências. Brasil: 2004. p. 1-5.
10. BRASIL. Ministério da Educação. Resolução n° 4, de 2 de outubro de 2009: Institui Diretrizes Operacionais para o Atendimento Educacional Especializado na Educação Básica, modalidade Educação Especial. Brasil: 2009. p. 3. Disponível na Internet: http://portal.mec.gov.br/dmdocuments/rceb004_09.pdf (20 jul. 2021).
11. Puttini RF, Pereira A, De Oliveira LR. Modelos explicativos em saúde coletiva: abordagem biopsicossocial e auto-organização. Physis. 2010;20(3):753–67.
12. Barros FBM. Profissão Fisioterapeuta: história social, legislação, problemas e desafios. Rio de Janeiro: Agbook; 2011. 253 p.
13. MEC. Resolução CFE 04/83 fixa os mínimos de conteúdos e duração dos cursos de Fisioterapia e Terapia Ocupacional. 1983: 3630-1.
14. Bispo Júnior JP. Formação em fisioterapia no Brasil: reflexões sobre a expansão do ensino e os modelos de formação. História, Ciências, Saúde-Manguinhos. 2009 Sep [citado em 21 mar 2015];16(3):655–68. Disponível

Influências dos Modelos de Formação e dos Modelos Assistenciais **51**

na Internet: http://www.scielo.br/scielo.php?script=sci_arttext&pid=S0104-59702009000300005&lng=p t&nrm=iso&tlng=pt (20 jul. 2021).

15. Rebelatto JR, Botomé SP. Fisioterapia no Brasil. 2ª ed. Barueri: Manole; 1999. 312 p.

16. Organização Mundial da Saúde. CIF: Classificação Internacional de Funcionalidade. Classificação Internacional de Funcionalidade, Incapacidade e Saúde. 2004. 238 p. Disponível na Internet: http://www.inr.pt/uploads/docs/cif/CIF_port_ 2004.pdf (20 jul. 2021).

17. Di Nubila HBV, Buchalla CM. O papel das Classificações da OMS - CID e CIF nas definições de deficiência e incapacidade. Rev Bras Epidemiol. 2008;11(2):324-35.

18. Hegenberg L. Normalidade estatística. In: Doença: um estudo filosófico. Rio de Janeiro: Editora Fiocruz; 1998. p. 137.

19. Silva Paim J. Os sistemas universais de saúde e o futuro do Sistema Único de Saúde (SUS). Saúde Debate. 2019;43(5):15-28.

20. Silva RC. O papel dos sindicatos pós-reforma trabalhista: uma análise. Brasília: Universidade de Brasília; 2020.

21. Pagliosa FL, Da Ros MA. O relatório Flexner: para o bem e para o mal. Rev Bras Educ Med. 2008;32(4):492-9.

22. Prata PR. A transição epidemiológica no Brasil. Cad Saúde Pública. 1992;8(2):168-75.

23. Buss PM, Pellegrini Filho A. A saúde e seus determinantes sociais. Physis Rev Saúde Coletiva. 2007;17(1):77-93. Disponível na Internet: https://www.scielo.br/j/physis/a/msNmfGf74RqZsbpKYXxNKhm/?format=pdf&lang=pt (20 jul. 2021).

24. Da Silva ID, Silveira M de F de A. A humanização e a formação do profissional em fisioterapia. Cien Saude Colet. 2011 [citado em 20 mar 2015];16:1535–46. Disponível na Internet: https://www.scielo.br/j/csc/a/dJfwdfzVc4nVysSC7HSNY6R/ (20 jul. 2021).

25. Collares C, Moyses M. Medicalização desconstrução direitos humanos.

26. Gunning-Schepers LJ. Models: instruments for evidence based policy. J Epidemiol Community Health. 1999;53(5):263.

27. COFFITO. Política Nacional de Saúde Funcional: construindo mais saúde para a população. In: Produto dos fóruns promovidos pelo COFFITO; 2011. p. 31.

28. Araujo-Barbosa PHF. Modelagem e simulação de informações do estado de saúde codificadas pela Classificação Internacional de Funcionalidade, Incapacidade e Saúde: requisitos e subsídios para sistemas de informação em saúde. Brasília: Universidade de Brasília; 2016.

29. Farias N, Buchalla CM. A Classificação Internacional de Funcionalidade, Incapacidade e Saúde da Organização Mundial da Saúde: conceitos, usos e perspectivas. Rev Bras Epidemiol. 2005;8(2):187-93.

30. Funcionalidade D. CIF Classificação Internacional de Funcionalidade, Incapacidade e Saúde.

31. Araujo-Barbosa PHF. Prontidão tecnológica e validação do data CIF versão 2.0: um sistema de informação baseado na Classificação Internacional de Funcionalidade, Incapacidade e Saúde. Brasília: Universidade de Brasília; 2020.

32. CNE/CES. Resolução CNE/CES 4 de 19 de fevereiro de 2002 que institui Diretrizes Curriculares Nacionais do Curso de Graduação em Fisioterapia. Brasil: 2002. p. 1-5.

33. Guimarães RGM, Rego S. O debate sobre a regulamentação do ato médico no Brasil. Cien Saude Colet. 2005;10(suppl):7-17.-vi.

Capítulo 5

Fisioterapia Profissional – O Fisioterapeuta

De posse do conhecimento sobre a hierarquia das normas e dos modelos conceituais e técnico-assistenciais, que influenciaram a formação e o exercício profissional dos diplomados em Fisioterapia, continuemos a periodizar a história da Fisioterapia no Brasil. No momento que escrevo esta obra, é uma profissão de livre exercício, regulada por leis que orientam tanto a formação quanto o exercício profissional do fisioterapeuta. Contudo, vimos que, por um período antecedente, existiu o fisioterapeuta que convencionamos qualificar como diplomado em Fisioterapia por ainda não haver regulamentação do exercício profissional e com foco em um modelo de saúde que comercializava procedimentos (terapia física).

É preciso notar que a formação desse diplomado, mesmo que sem regulamentação, foi marcada por uma forma de atenção em saúde compatível com o que chamaríamos hoje de atenção de alta complexidade – realizada em centros especializados e hospitais. Entretanto, em um modelo denominado por Bispo Júnior[1] de projeto neoliberal, essa formação com enfoque na especialidade se justifica no modelo hegemônico de procedimentos – supervisionados pelo médico – fortemente manifestados ainda na formação do fisioterapeuta contemporâneo como herança dos períodos antecedentes à Constituição Federal de 1988 e institucionalizados por uma procura progressivamente aumentada por formação em cursos de Fisioterapia pelo Brasil.

Recapitulando, já verificamos que o fisioterapeuta teve a regulamentação de sua formação (Parecer CFE nº 388/1963 e Portaria MEC nº 511/1964)[2,3] anterior à regulamentação do seu exercício profissional (Decreto-lei nº 938/1969)[4] – no que definiremos neste livro como a fase Pré-regulamentação do período da Fisioterapia Profissional. Assim, o início de um estudo sobre a formação do fisioterapeuta regulamentado se dá pela análise desses documentos. Antes de prosseguirmos, é providencial darmos destaque às condições motivadoras do Decreto-lei nº 938/1969,[4] que regulamentou o exercício profissional dos diplomados em Fisioterapia. A partir deste, eles passaram a ser finalmente denominados fisioterapeutas.

Não revelei no Capítulo 1 para manter a surpresa do momento, mas, ao que parece, foi uma necessidade de saúde do então presidente da República – o militar Arthur da Costa e Silva (Figura 5.1) – o motivo da regulamentação profissional do fisioterapeuta.

Ele sofreu um acidente vascular encefálico – uma doença que tem como sequela a condição conhecida pelo termo *hemiplegia*,[a] que teria instigado uma junta militar a sancionar de maneira autoritária a regulamentação profissional da Fisioterapia por meio de um decreto-lei.[4] Essa prática, pouco democrática, era permitida na época da ditadura e favoreceu a definição de uma lei que não fora discutida nas comissões, garantindo por imposição a autonomia de exercício profissional ao fisioterapeuta em surgimento.

Se isso foi verdade, é particularmente emocionante constatar que a necessidade do presidente da República foi o motivo para uma junta militar assegurar o exercício da profissão do fisioterapeuta por meio de um decreto-lei.[4] E por meio de autoridade ditatorial – a marca do regime militar da época –, a regulamentação do exercício profissional do fisioterapeuta foi imposta, a despeito de toda movimentação contrária já descrita em capítulos anteriores – naturalmente presente por conflitos trabalhistas de outras profissões já consolidadas.

Esse decreto-lei[4] foi mais um marco utilizado neste livro para subdividir as fases pré e pós-regulamentação profissional dentro do período da Fisioterapia Profissional ilustrada na Figura 1.3 (Capítulo 1). Em uma época de ditadura militar, o presidente da República tinha plenos poderes para baixar normas com o conteúdo de uma lei,

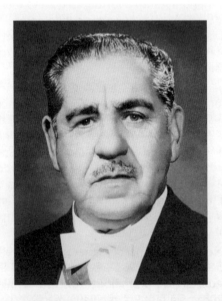

Figura 5.1. Foto presidencial do presidente Arthur da Costa e Silva, que foi vítima de um acidente vascular encefálico e adquiriu hemiplegia como sequela.
Fonte: Governo do Brasil, Domínio público. Disponível em: https://www.gov.br/planalto/pt-br/conheca-a-presidencia/acervo/galeria-de-presidentes/arthur-da-costa-e-silva/view (21 JUL 2021).

---

[a] Termo que nomeia uma paralisia motora de um dos hemicorpos direito ou esquerdo.

isto é, um decreto com força de lei. Essa prática, comum em tempos de ditadura, foi excluída na atual Constituição Federal, e o máximo que o presidente do século XXI pode criar de maneira direta é uma medida provisória – um ato presidencial também com força de lei, porém que deve ser submetido ao Congresso Nacional e pode perder sua vigência caso a medida não seja convertida em lei ou reapresentada pelo presidente no prazo de 30 dias.

Sem fazer qualquer apologia das possíveis ameaças ao caráter democrático que representa um presidente poder sancionar um decreto-lei, foi graças a um desses decretos que o exercício profissional do fisioterapeuta passou a ser regulamentado, e, ainda na atualidade, temos assegurado o nosso direito de trabalho por meio do documento em questão. No mesmo decreto-lei,[4] foi definitivamente estabelecido ao fisioterapeuta o atributo de profissional diplomado por escolas e cursos reconhecidamente em nível superior, de modo que as escolas já existentes e as vindouras passariam, então, a ser regidas pela mesma regulamentação de qualquer outra escola que ofertava curso em nível superior, incluindo as universidades. Por conseguinte, a formação em Fisioterapia atenderia ao previsto na hierarquia das normas em vigência para formação de quaisquer profissionais de nível superior.[5]

Uma vez que o leitor já compreende a teoria da hierarquia das normas, temos condições de periodizar o cenário histórico desde o surgimento da Fisioterapia no Brasil, enquanto procedimentos (terapia física), até a Fisioterapia como a conhecemos. Essa divisão em períodos, como já mencionada, tem o propósito de facilitar a busca de informações para compreender o atual modelo de formação do fisioterapeuta no Brasil. Ademais, como abordado no Capítulo 1, iniciaremos o período da Fisioterapia Profissional em 1964, quando o primeiro documento oficial menciona um diploma em Fisioterapia.

Estabelecendo outro pressuposto focado no aprimoramento da formação dentro do período da Fisioterapia Profissional, temos a possibilidade de discutir as fases delimitadas pelos anos destacados na Figura 1.3 (Capítulo 1) e agora detalhadas neste capítulo. Segue, no Quadro 5.1, um meio de organização das informações para cada ano por contexto histórico; acontecimentos mais marcantes; documento oficial publicado; e regulamentação. Essas informações identificam, em cada fase, características próprias do aprimoramento no processo de formação profissional do fisioterapeuta em um cenário histórico e político.

Como mencionado, por suposta necessidade do presidente da República em 1969, o exercício profissional do fisioterapeuta foi finalmente regulamentado pelo Decreto-lei 938/1969,[4] garantindo uma autonomia profissional desejada pela classe fisioterapeuta emergente – claramente cerceada nos atos de arquivamento de projetos de lei, encaminhados por interesse tanto dos fisioterapeutas como das escolas de formação; cerceamento que também se constata pela análise do conteúdo dos documentos oficiais publicados: o Parecer nº 388/1963[2] e a Portaria nº 511/1964.[3]

Em outra análise mais subsidiada pelo processo histórico fica fácil delimitar a fase primária de aprimoramento profissional, nesse modelo denominada fase da pré-regulamentação (1964-1969). Nessa fase, tínhamos a presença do diplomado em Fisioterapia e não do fisioterapeuta, visto que seu exercício profissional não tinha sido devidamente regulamentado até o Decreto-lei nº 938/1969.[4] Convém

56 História da Fisioterapia no Brasil

Quadro 5.1. Cenários que definem fases específicas dentro do período da Fisioterapia Profissional no Brasil.

Ano	Contexto Histórico	Acontecimentos	Documento Oficial Publicado	Regulação
1964	Estabelecimento da ditadura militar no Brasil em consequência de Golpe de 1964 contra o governo do presidente João Belchior Marques Goulart.	Suposto alinhamento do então presidente com fundamentos políticos de esquerda que gerou o temor de que o Brasil se juntasse à Cuba no bloco comunista.	Portaria MEC nº 511/1964[3]	Fixa o mínimo de conteúdos e duração dos cursos de Fisioterapia e Terapia Ocupacional.
1969	Governo do presidente Arthur da Costa e Silva durante o regime militar.	Ápice da ditadura militar com a decretação do AI-5, seguido do adoecimento que culminou na sequela hemiplégica do presidente da República.	Decreto-lei nº 938/1969[4]	Provê sobre as profissões de fisioterapeuta e terapeuta ocupacional e dá outras providências.
1975	Governo do presidente Ernesto Beckmann Geisel durante o regime militar.	País com dívida externa e taxa de inflação alta, com o início de uma reabertura democrática.	Lei nº 6.316/1975[6]	Cria o Conselho Federal e os Conselhos Regionais de Fisioterapia e Terapia Ocupacional e dá outras providências.
1983	Governo do presidente João Baptista de Oliveira Figueiredo durante o regime militar.	Retorno de exilados e banidos durante o regime militar, com expansão do ensino superior por instituições predominantemente não universitárias e privadas.	Resolução CFE nº 04/1983[7]	Fixa os mínimos de conteúdo e duração dos cursos de Fisioterapia e Terapia Ocupacional.
2002	Governo do presidente Fernando Henrique Cardoso durante o regime democrático.	Participação mais ativa do país no cenário internacional posterior à sanção da Lei de Diretrizes e Bases da Educação.	Resolução CNE/CES nº 04/2002[8]	Institui Diretrizes Curriculares Nacionais do Curso de Graduação em Fisioterapia.

MEC: Ministério da Educação e Cultura; CFE: Conselho Federal de Educação; CNE: Conselho Nacional de Educação; CES: Câmara de Educação Superior.

reforçar o destaque feito pelo professor Barros[8] sobre o mês em que transcorreu a promulgação do Decreto-lei nº 938/1969,[4] regulamentador do exercício profissional do fisioterapeuta – já formado desde 1951 (primeira escola de formação em São Paulo) no Brasil. A Comissão de Saúde do Congresso Nacional havia aprovado por unanimidade o Projeto de Lei nº 2.090, de autoria da própria comissão, que tinha por objetivo alterar o texto do decreto-lei já sancionado – felizmente, sem sucesso.

Entre as alterações intencionadas pela Comissão de Saúde, talvez a mais significativa seria que, no lugar de fisioterapeuta, era proposto pelo projeto de lei em questão o termo *técnico em Fisioterapia*. Também, na nova e ameaçadora redação, era proposto que fosse proibido a esse profissional técnico em Fisioterapia atender a qualquer paciente que não tivesse sido encaminhado por um médico, bem como promover anúncio ou publicidade sobre sua atividade e instalar consultório.

Entretanto, anos depois esse projeto de lei seria arquivado, restando até hoje vigente o mencionado decreto-lei,[4] sem alterações no seu texto original.

Esclareço que esse destaque feito não deve ser usado para alimentar disputas corporativas entre médicos e fisioterapeutas ou entre fisioterapeutas e quaisquer outros profissionais, mas, sim, para motivar os estudantes de Fisioterapia e futuros fisioterapeutas a participarem no processo legislativo como meio de garantir a diversidade de olhares na concepção e aprovação de leis. Não restam dúvidas de que a saúde de uma população será mais bem promovida pela discussão em diferentes perspectivas e não pela perspectiva de uma classe profissional única.

Esclarecido esse ponto, encorajo os fisioterapeutas em formação e com interesse em legislação que se engajem em pesquisas e movimentos políticos para o aprimoramento e a consolidação da regulamentação da formação e do exercício profissional do fisioterapeuta. Pensar uma profissão à luz de uma legislação poderá promover a criação ou a extinção de direitos e deveres profissionais que favorecerão ou dificultarão a participação dos fisioterapeutas na promoção da saúde – saúde esta que passou a ser garantida por direito civil e dever do Estado na Constituição Federal de 1988.

Claramente, esse engajamento precisa ocorrer com o devido cuidado para que não sejam cometidos os erros motivados exclusivamente por protecionismo de uma classe profissional, em que o único desejo é ser detentor de uma gama de procedimentos em saúde a serem comercializados. Não precisamos que o fisioterapeuta ou qualquer outro profissional elabore propostas de atos privativos para restringir o ato de procedimentos em saúde. Lembremos que o modelo hegemônico cabia bem no passado, quando a saúde era um bem de mercado. Sob o meu ponto de vista, lutarmos por atos privativos seria um retrocesso histórico e político perante os ganhos advindos das atuais políticas de saúde – que não preveem monopólio de procedimentos a qualquer profissional. Mesmo assim, não é incomum vermos os conselhos profissionais tentarem reservar mercados em um momento histórico em que procedimentos não deveriam mais ser bens comercializáveis.

Creio piamente que deva ser desencorajado qualquer movimento de uma só categoria profissional (atos privativos) cuja intenção única seja transformar um conjunto de normas em uma ação corporativa para se apropriar e privatizar atos, com a finalidade exclusiva de reservar mercado de trabalho. A identidade de um profissional, sobretudo da saúde, não deve ser definida por procedimentos e atos, uma vez que estes podem ser compartilhados entre diferentes profissionais em seus respectivos âmbitos de atuação. Ao contrário, penso que uma identidade profissional deva ser estabelecida no uso que cada um faz de procedimentos próprios e compartilhados – no âmbito epistemológico da atuação de cada profissional. Modelos teóricos de relações interprofissionais em saúde,[9-11] proposições teóricas e estudos de campo precisam estabelecer as bases para a teoria da Fisioterapia, mencionada na Apresentação deste livro, e que, sob meu ponto de vista, proporcionará uma identidade não fundamentada em procedimentos, mas, sim, na natureza epistemológica de seus saberes e fazeres que definem o ser fisioterapeuta.

Caracterizando com mais detalhes as fases de aprimoramento subsequentes à fase de pré-regulamentação do período da Fisioterapia Profissional, em nossa busca por uma melhor compreensão da formação do fisioterapeuta no Brasil, constatamos que, por muito tempo, as escolas de formação seguiram as orientações previstas no que foi estabelecido pelo Parecer CFE nº 388/1963[2] e na publicada Portaria Ministerial MEC nº 511/1964.[3] Embora o artigo 3º do Decreto-Lei nº 938/1969[4] tenha acrescentado outras descrições para a atividade do fisioterapeuta, o modelo de formação em Fisioterapia se manteve conforme previsto no parecer que precedeu o decreto-lei mesmo na fase de pós-regulamentação.

Na fase de pré-regulamentação, constatou-se uma contribuição decisiva para a consolidação do fisioterapeuta como profissional no cenário trabalhista nacional, porém com pouca contribuição para um aperfeiçoamento na formação dada a esse profissional. Ele continuou a ser formado segundo o que constava nos documentos de 1963 e 1964 até a década de 1980, quando uma nova regulamentação instituiu os Currículos Mínimos. Nos anos que se seguiram, na fase de pós-regulamentação (de 1969 a dias atuais), confirmaram-se as conquistas profissionais, visto que os desdobramentos do ato regulatório de 1969 culminaram na criação de um sistema de órgãos fiscalizadores do exercício profissional do fisioterapeuta em 1975: o sistema COFFITO-CREFITO.[b] Esse fato viabilizou a separação da fase de pós-regulamentação em duas etapas, definidas pela intervenção ou não do sistema fiscalizador no exercício profissional do fisioterapeuta: as etapas pré-COFFITO-CREFITO (de 1969 a 1975) e pós-COFFITO-CREFITO (de 1975 aos dias atuais). Para conhecer em detalhes o sistema COFFITO-CREFITO e seu histórico desde a criação, consulte o Capítulo 6.

Com a criação desse sistema, os fisioterapeutas iniciaram, em paralelo ao início de uma reabertura democrática, um progresso, principalmente notado no aprimoramento da formação do profissional. O então sistema de formação – praticamente inalterado desde a Portaria Ministerial nº 511/1964 –[3] começou, portanto, a ser repensado nos anos que se seguiam. E, em um cenário de expansão do ensino superior por instituições predominantemente não universitárias e privadas, as faculdades, os centros universitários e as universidades depararam-se, em 1983, com a exigência regimental da Resolução CFE nº 04/1983,[7] que fixou um Currículo Mínimo de formação para os fisioterapeutas no Brasil.

Os currículos mínimos foram, então, disseminados na década de 1980 em todas as faculdades, centros universitários e universidades do sistema de educação superior brasileiro. Desenvolvidos na lógica de garantir uma formação com conteúdo mínimo, estão ainda presentes traços do Currículo Mínimo de formação em Fisioterapia nos projetos pedagógicos de inúmeras instituições pelo Brasil. São assim preservadas algumas estruturas conceituais de formação no formato de um currículo mínimo de carga horária a partir de 3.240 horas, a ser integralizado em 4 anos e organizado em disciplinas agrupadas em 4 ciclos:

  i. O ciclo de disciplinas biológicas.
  ii. O ciclo de disciplinas de formação geral.
  iii. O ciclo de disciplinas pré-profissionalizantes.
  iv. O ciclo de disciplinas profissionalizantes.

---

[b] COFFITO: Conselho Federal de Fisioterapia e Terapia Ocupacional; e CREFITO: Conselhos Regionais de Fisioterapia e Terapia Ocupacional.

O Currículo Mínimo proposto pela Resolução 04 do Conselho Federal de Educação (CFE) nº 04, em 28 de fevereiro de 1983,[7] imediatamente após a publicação da Resolução CFE nº 03/1983 – que dispôs sobre autorização e reconhecimento de universidades,[12] regulamentou o mínimo de disciplinas (relatadas no documento por matérias) a serem ofertadas. Isso não impedia o acréscimo de outras disciplinas se assim fosse o desejo da instituição. A Figura 5.2 mostra o histórico de um estudante da Escola de Reabilitação do Rio de Janeiro, formado em 1977, e o Quadro 5.2 simula como seria o Currículo Mínimo que preconizava a Resolução CFE nº 04/1983,[7] de modo a comparar a formação antes e depois da implementação de conteúdos mínimos na formação.

A análise dessas duas últimas figuras permite notar que não houve grandes modificações quanto ao conteúdo ministrado para formação em Fisioterapia, mas uma mudança chama a atenção: a diferença no tempo de integralização e de carga horária para a formação, em que observamos um mínimo de 1.332 horas integralizadas em 3 anos no documento da Figura 5.2 diante de um mínimo de 3.240 horas integralizadas em 4 anos na simulação do Quadro 5.2. Analise agora os conteúdos que você estudará ao longo de sua formação no curso de Fisioterapia em que se matriculou. Se porventura a matriz curricular do curso de Fisioterapia em que você

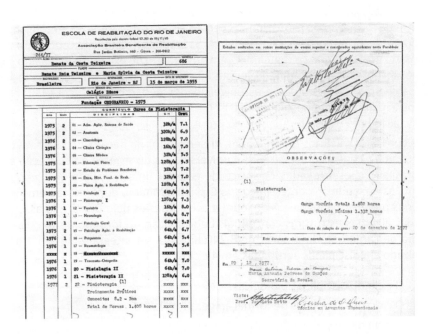

Figura 5.2. Frente e verso do histórico escolar de um estudante formado em 1977 pela Escola de Reabilitação do Rio de Janeiro.
Fonte: Cortesia do Prof. Renato da Costa Teixeira.

Quadro 5.2. Modelo de matriz curricular da década de 1980 concebida nos moldes do que normatiza a Resolução CFE nº 03/1983.[12]

Currículo Mínimo para o Curso de Fisioterapia – Total – 100% - 3.240 horas							
Ciclos I e II – 20% – 648 horas		Ciclo III – 20% – 648 horas		Ciclo IV – 40% – 1.296 horas		20% – 648 horas	
Biológicas	Formação Geral	Pré-profissionalizante		Profissionalizante		Prática Supervisionada	
Ano 1		Ano 2		Ano 3		Ano 4	
Semestre 1	Semestre 2	Semestre 3	Semestre 4	Semestre 5	Semestre 6	Semestre 7	Semestre 8
Citologia, Histologia e Embriologia	Anatomia	Patologia	Recursos Terapêuticos Manuais	Fisioterapia aplicada à Cardiologia e Pneumologia	Fisioterapia aplicada à Ortopedia	Prática Supervisionada 1	Prática Supervisionada 2
Biocuímica e Biofísica	Fisiologia	Cinesiologia	Cinesioterapia	Fisiologia aplicada à Ginecologia e Obstetrícia	Fisioterapia aplicada à Traumatologia		
Introdução à Psicologia	Sociologia e Antropologia da Saúde	Metodologia de Pesquisa Científica	Fisioterapia Geral	Fisioterapia aplicada à Pediatria	Fisioterapia aplicada à Neurologia		
Fundamentos de Fisioterapia	Bases de Métodos e Técnicas de Avaliação	Administração em Fisioterapia	Próteses e Órteses	Fisioterapia Preventiva	Fisioterapia aplicada à Reumatologia		

Fonte: *Desenvolvido pela autoria*

se encontra for parecida com a dos exemplos da Figura 5.2 e do Quadro 5.2, sinto muito informar que está bastante ultrapassada e ainda está organizada com base nas resoluções das décadas de 1960, 1970 e 1980 – quando deveria seguir as Diretrizes Curriculares Nacionais publicadas em 2002 para o curso de Fisioterapia.[13-16]

É interessante notar que os documentos normativos sancionados até então carregavam em suas entrelinhas o caráter impositivo do contexto histórico em que foram concebidos: a ditadura militar. Em nenhum deles havia muita flexibilidade para a proposição de formação mais direcionada às diversidades culturais e às necessidades regionais de um país com as dimensões continentais do Brasil. Mesmo com o fim da ditadura militar e com a redemocratização do regime de governo brasileiro, somente em 2002, com o advento das Diretrizes Curriculares Nacionais, a formação assume um contexto em que é permitida a elaboração de projetos pedagógicos de cursos de Fisioterapia com mais personalidade cultural e regional.

Verifica-se pelos fatos elencados que o ano de 2002 marcou mais um ponto de evolução no aprimoramento do sistema de formação de fisioterapeutas no Brasil. Por esse motivo, dentro da etapa pós-COFFITO-CREFITO, podemos propor um novo estágio de formação e atribuiremos aos projetos pedagógicos concebidos com base nas Diretrizes Curriculares o nome de Currículos Inovadores. Destaca-se aqui o caráter de poder implantar no sistema de formação uma forma personalizada às características regionais e diferenciada do formato convencional em conteúdos mínimos (Currículo Mínimo).

A partir da publicação dessas diretrizes, todos os projetos de novos cursos de Fisioterapia deveriam assumir as orientações presentes nesse documento, e os cursos existentes deveriam se adequar para também atender a essas orientações. Esse contexto criou um fenômeno interessante: os Currículos Híbridos (Projetos Pedagógicos adequados às Diretrizes Curriculares Nacionais, mas que ainda conservaram traços do Currículo Mínimo da década de 1980 e, em alguns casos, os conteúdos dos documentos normativos da década de 1960).

Somente com a virada para o século XXI, em 19 de fevereiro de 2002 – depois de quase 20 anos nos quais a formação do fisioterapeuta foi orientada pelo Currículo Mínimo –, tivemos então publicada a Resolução nº 04 do Conselho Nacional de Educação.[14] Ela instituiu as Diretrizes Curriculares Nacionais do curso de graduação em Fisioterapia, que não mais seguiam um Currículo Mínimo, mas, sim, um conjunto de princípios, fundamentos, condições e procedimentos de formação conforme descrito no artigo 2º desse documento.

Entre as inúmeras modificações na formação, as Diretrizes Curriculares marcam a modernização no sistema de formação de profissionais de nível superior no Brasil. Nesse sentido, há uma mudança das práticas formativas ditatoriais para uma formação pensada por mais cabeças em uma nação redemocratizada. As Diretrizes Curriculares Nacionais marcaram, portanto, no sistema de periodização trabalhado neste livro o ápice do aprimoramento na formação do fisioterapeuta, deixando oportunidade para que a comunidade de educadores pudesse criar matrizes curriculares diversificadas de formação para fisioterapeutas por todo o país – dentro de um norteamento definido. Isso abre portas para a elaboração de matrizes personalizadas em que possa estar presente a cultura da região brasileira na qual o fisioterapeuta é formado.

Parafraseando o antropólogo, escritor e político Darcy Ribeiro, que disse: "A coisa mais importante para os brasileiros (...) é inventar o Brasil que nós queremos", afirmo que o mais importante para os fisioterapeutas da geração das Diretrizes Curriculares Nacionais é inventar a Fisioterapia que queremos. De maneira harmonizada, respeitada a identidade epistemológica do que é a Fisioterapia, as Diretrizes Curriculares Nacionais pavimentam esse caminho. Com isso, a formação do fisioterapeuta no Brasil ganha a possibilidade de ter seus currículos reorganizados e de implantar projetos político-pedagógicos de formação já construídos em uma visão ampliada de atuação do fisioterapeuta – não só impulsionada pelas Diretrizes Curriculares, mas também pelas necessidades de profissionais formados para a realidade do Sistema Único de Saúde (SUS), vigente desde a promulgação da Constituição Federal de 1988 e marca registrada da formação da Universidade de Brasília (UnB).[17,18]

Entretanto, após mais de uma década da publicação das Diretrizes Curriculares, ainda não é impossível encontrar projetos pedagógicos de curso nos moldes do tradicional Currículo Mínimo. Em minhas contribuições como avaliador do Inep,[c] no processo de avaliação de autorização de abertura de novos cursos e de reconhecimento e renovação do reconhecimento de cursos de Fisioterapia pelo Brasil, tenho presenciado projetos pedagógicos com matriz curricular muito parecida àquela simulada no Quadro 5.2 – como já qualificada enquanto formação ultrapassada ou em alguns casos híbrida.

O que estaria dificultando essa mudança no modelo de formação? Por que depois de tantos anos da publicação das Diretrizes Curriculares Nacionais ainda nos deparamos com propostas fundamentadas no Currículo Mínimo de formação? Sinto desapontá-los, pois não tenho a resposta precisa a essas perguntas, mas tenho uma suspeita, e esta remonta justamente à história da Fisioterapia no Brasil – periodizada neste livro. Assim, minha suspeita tem duas faces: de um lado, justifica-se em um modelo de formação emprestado da Medicina advindo dos centros de reabilitação; e de outro lado, em um cenário político social do ideário liberal-privatista ao qual os fisioterapeutas se apegaram e não querem largar. Vou tentar explicar as duas faces.

Os modelos de formação, assistencial e de atenção em saúde, que precederam a Constituição Federal de 1988 (saúde como bem de mercado) e foram cenários para o nascimento da Fisioterapia no Brasil, estavam alicerçados no modelo hegemônico cuja filosofia política se ampara no liberalismo.[19] Nessa visão de mundo, a propriedade privada era a instituição jurídica que reconhecia a exclusividade de uso de um bem material por seu possuidor, e a atenção à saúde era feita por procedimentos considerados bens de mercado e de exercício privativo dos profissionais que o comercializavam. Nessa época, o Estado intervia pontualmente na saúde por meio de campanhas para prevenção de doenças, por exemplo, as campanhas de vacina-

---

[c] Inep – Instituto Nacional de Estudos e Pesquisas Educacionais Anísio Teixeira. Trata-se de uma autarquia federal, vinculada ao Ministério da Educação (MEC), cujo objetivo é promover estudos, pesquisas e avaliações periódicas sobre o sistema educacional brasileiro, com o objetivo de subsidiar a formulação e implementação de políticas públicas para a área educacional.

ção para gerenciar alguns complexos médico-hospitalares de cuidados específicos a algumas doenças de cunho epidêmico[d] ou pandêmico.[e] O grande contingente de assistência em saúde prestada no Brasil da República Velha era feito pelo Instituto Nacional de Assistência Médica da Previdência Social (Inamps), ao qual somente os contribuintes da seguridade social tinham acesso.

O Inamps detinha, além das funções de seguridade social, a finalidade de prestar atendimento médico e odontológico aos contribuintes e seus dependentes. Embora o Inamps dispusesse de hospitais públicos, a maior parte dos atendimentos era feita pela iniciativa privada e por meio do pagamento de procedimentos médicos e hospitalares. Por esse motivo, as ações em saúde eram bens de mercado comercializáveis. Quem não era contribuinte ou não podia pagar por assistência em saúde ficava à mercê dos cuidados prestados pela Santa Casa e por instituições filantrópicas e/ou religiosas.

Como a quantidade dos procedimentos médicos e hospitalares era a base de remuneração, a formação dos médicos e dos odontólogos buscava cada vez mais se setorizar em especialidades para tratar condições biologicamente determinadas e humanamente comercializáveis. Isso gerava um corporativismo de classes profissionais em um modelo de assistência com forte reserva de mercado – corporativismo este que fortalece o modelo hegemônico de atenção à saúde definido pela supremacia do profissional médico nas ações em saúde. Esse cenário justifica a natural dificuldade de aprovação dos projetos de lei para a regulamentação do exercício profissional do fisioterapeuta e o posterior arquivamento deles.

No que diz respeito a modelos de formação, as bases hegemônicas estão estruturadas em uma formação hospitalocêntrica, com verticalização das profissões e disciplinas que levam à especialização precoce do profissional. No que se refere a modelo assistencial, o modelo hegemônico se reconhece na assistência centrada no médico, com gestão hierarquizada em modelo biomédico voltado à clínica ambulatorial ou hospitalar, centrada no indivíduo e organizada em serviços desarticulados de uma rede de assistência. No que concerne à participação comunitária, temos um modelo de usuários passivos (pacientes) dependentes dos serviços e dos profissionais para tratar de doenças e não da saúde.

Na tentativa de responder às questões previamente postas para confrontar a existência de modelos de formação atuais ainda fundamentados no Currículo Mínimo, podemos sugerir que as instituições de ensino superior não reformaram seus projetos pedagógicos para formar profissionais da saúde, mesmo quando alicerçadas em bases da Constituição Federal de 1988 para adotar um modelo contra-hegemônico – oposto ao que ainda ocorre em especialidades para um modelo hegemônico de atenção à saúde. Por conseguinte, acabam reproduzindo os currículos do passado em um cenário de alta demanda por cursos de Fisioterapia, iniciada na década de 1990. Mesmo com estrutura muito bem desenhada nas Diretrizes Curriculares Nacionais para um modelo contra-hegemônico, as matrizes ainda guardam herança

---

[d] Epidemias referem-se às enfermidades temporárias que atacam muitas pessoas ao mesmo tempo em certa localidade.
[e] Pandemias referem-se às doenças epidêmicas de grande disseminação.

do modelo assistencial que estava em vigor no período de regulamentação da formação e do exercício profissional do fisioterapeuta, e que ainda encontra adeptos nos tempos atuais.

Nesse sentido, concordo com Almeida e Guimarães que, em 2009,[19] afirmaram estar o modo de atuar dos profissionais de saúde ainda distanciado do princípio da integralidade em saúde – visto que permanece centrado na doença e na incapacidade, associando suas ações a uma visão curativa e de reabilitação (especializada). Em seu processo de formação, enfatiza a técnica, a especialidade e a intervenção demandadas por doença e incapacidade. Assim, fica fácil e claro observar essas características ao se analisar as matrizes curriculares em vigência para a formação de fisioterapeutas pelo Brasil.

Depois de feita a reflexão sobre a presença ainda predominante de matrizes baseadas no Currículo Mínimo – mesmo depois de publicada a Resolução CNE/CES 04/2002,[14] que instituiu as Diretrizes Curriculares Nacionais –, podemos retomar e finalizar nosso acompanhamento histórico, chegando ao ano de 2004, quando o Congresso Nacional aprovou duas leis que modificaram o cenário de formação não apenas do fisioterapeuta, mas também de qualquer profissão de formação universitária (de nível superior). Estamos nos referindo à Lei nº 9.394/1996, a Lei de Diretrizes e Bases da Educação Nacional,[20] e à Lei nº 10.861/2004, que institui o Sistema Nacional de Avaliação da Educação Superior (SINAES).[21] Estas posicionam-se imediatamente abaixo do topo da pirâmide de Hans Kelsen (Figura 3.2, Capítulo 3) já discutida no que diz respeito à normatização da formação dos fisioterapeutas no Brasil. É notório observar que até aqui o aprimoramento profissional e, consequentemente, o aperfeiçoamento no sistema de formação foram fortemente analisados do ponto de vista regulatório – que estabeleceu regras a serem seguidas.

Convém, então, analisar esse aprimoramento profissional e de formação em uma análise mais filosófico-científica, definindo qual seria o objeto de trabalho do profissional fisioterapeuta. No entanto, essa análise será feita no Capítulo 9, no qual discutiremos o período da Fisioterapia Científica e Tecnológica. Nele, serão apresentados alguns conceitos, evidências e teorias que permitirão definir não apenas o objeto de trabalho do fisioterapeuta contemporâneo, como ainda o objeto de estudo de uma ciência em consolidação, advinda do conhecimento fisioterápico. Creio que podemos agora definir uma identidade e um objeto de trabalho não firmados exclusivamente em procedimentos, mas também em conhecimentos cada vez mais científicos e epistemológicos, impulsionando a Fisioterapia a assumir este novo *status*: o de ciência que promove uma prática baseada em evidências.

Referências bibliográficas

1. Bispo Júnior JP. Formação em fisioterapia no Brasil: reflexões sobre a expansão do ensino e os modelos de formação. História, Ciências, Saúde-Manguinhos. 2009 Sep [citado 2015 Mar 21];16(3):655–68. Disponível na Internet: http://www.scielo.br/scielo.php?script=sci_arttext&pid=S0104-59702009000300005&lng=pt&nrm=iso&tlng=pt (20 jul. 2021).
2. CFE. Parecer 388/63 do Conselho Federal de Educação. Brasil; 1963: 382.
3. MEC. Portaria Ministerial 511/64 do Ministério da Educação e Cultura, Brasil: 1964. p. 383.
4. Presidência da República do Brasil. Decreto-lei 938/69 que provê sobre as profissões de fisioterapeuta e terapeuta ocupacional e dá outras providências. Brasil: 1969. p. 1-2.

Fisioterapia Profissional – O Fisioterapeuta **65**

5. Da Cunha FW. Hierarquia das normas constitucionais. Rev Informação Legis. 1974;11(44):85-94.
6. Presidência da República do Brasil. Lei 6316/75 - de 17 de dezembro de 1975. Brasil: 1975.
7. MEC. Resolução CFE 04/83 fixa os mínimos de conteúdos e duração dos cursos de Fisioterapia e Terapia Ocupacional. 1983: 3630-1.
8. Barros FBM. Profissão Fisioterapeuta: história social, legislação, problemas e desafios. Rio de Janeiro: Agbook; 2011. 253 p.
9. Munro N, Felton A, McIntosh C. Is multidisciplinary learning effective among those caring for people with diabetes? Diabet Med. 2002;19(10):799–803.
10. Lutfiyya MN, Chang LF, McGrath C, Dana C, Lipsky MS. The state of the science of interprofessional colla-borative practice: A scoping review of the patient health-related outcomes based literature published between 2010 and 2018. PLoS One. 2019;14(6):1–18.
11. Reeves S, Zwarenstein M, Goldman J, Barr H, Freeth D, Hammick M, et al. Interprofessional education: effects on professional practice and health care outcomes. Cochrane Database Syst Rev. 2008;(1).
12. MEC. Resolução CFE 03/83 sobre autorização e reconhecimento de Universidades. Brasil: 1983. p. 3629-30.
13. MEC. Parecer CNE-CES n° 1.210, de 12 de setembro de 2001. Brasil; 2001. p. 1-33. Disponível na Internet: http://portal.mec.gov.br/index.php?option=com_content&view=article&id=12991 (20 jul. 2021).
14. CNE/CES. Resolução CNE/CES 4 de 19 de fevereiro de 2002 que institui Diretrizes Curriculares Nacionais do Curso de Graduação em Fisioterapia. Brasil: 2002. p. 1-5.
15. Teixeira RC. Aderência dos cursos de Fisioterapia da região Norte às Diretrizes Curriculares Nacionais. Fisioter em Mov. 2012 Mar [citado 2015 Mar 21];25(1):47-54. Disponível em: http://www.scielo.br/scielo.php?script=sci_arttext&pid=S0103-51502012000100005&lng=pt&nrm=iso&tlng=pt (20 jul. 2021).
16. Andrade PM. Avaliação do estágio da fisioterapia conforme as diretrizes curriculares e a perspectiva biopsicossocial da Organização Mundial da Saúde. Avaliação Rev da Avaliação da Educ Super. 2010 Jul [citado 2015 Mar 21];15(2):121-34. Disponível na Internet: http://www.scielo.br/scielo.php?script=sci_arttext&pid=S1414-40772010000200007&lng=pt&nrm=iso&tlng=pt (20 jul. 2021).
17. Colegiado de Fisioterapia - FCE - UnB. Projeto Pedagógico Fisioterapia UnB. Curso de Fisioterapia Brasil; 2013 p. 1-32. Disponível na Internet: http://www2.unama.br/EPE/Ensino/Graduacao/Cursos/Fisiotera-pia/downloads/FISIOTERAPIA2005.pdf#page=9 (20 jul. 2021).
18. Marães VRFS, Martins EF, Cipriano Junior G, Acevedo AC, Pinho DLM. Projeto pedagógico do curso de Fisioterapia da Universidade de Brasília. Fisioter em Mov. 2010 Jun [citado 2015 Mar 21];23(2):311-21. Disponível na Internet: http://www.scielo.br/scielo.php?script=sci_arttext&pid=S0103-51502010000200014&lng=pt&nrm=iso&tlng=pt (20 jul. 2021).
19. Almeida ALDJ, Guimarães RB. O lugar social do fisioterapeuta brasileiro. Fisioter e Pesqui. 2009;16(1):82-8. Disponível na Internet: https://www.scielo.br/j/fp/a/btm7cdjkTQSKxyVgrvSwdJC/ (20 jul. 2021).
20. Presidência da República do Brasil. Lei de Diretrizes e Bases da Educação Nacional. Brasil: 1996. p. 53-60. Disponível na Internet: http://www.planalto.gov.br/ccivil_03/leis/l9394.htm (20 jul. 2021).
21. Presidência da República do Brasil. Lei 10.861/2004 que institui o Sistema Nacional de Avaliação da Edu-cação Superior - SINAES e dá outras providências. Brasil: 2004. p. 1-5. vi.

CAPÍTULO 6

Sistema de Conselhos Federal e Regionais – COFFITO-CREFITO

Ficou bastante claro, até aqui, que a evolução histórica, política e científica da assistência à saúde como um todo contribuiu para a publicação de documentos legais que oficializaram e regulamentaram tanto a formação como o exercício profissional do fisioterapeuta e de outras categorias profissionais contribuintes para a consolidação de um processo de reabilitação mundial impulsionado a partir do período pós-guerras mundiais. No Brasil, assim como no mundo, a Fisioterapia foi inicialmente reconhecida enquanto procedimento de assistência à saúde, e implementada como um conjunto de métodos e técnicas para tratamento dos ditos sequelados, aplicados como resultado da interação dos agentes físicos com o corpo humano: a já mencionada terapia física. Empregada no mundo desde a época da industrialização (1879) como parte da terapêutica médica, a presença cada vez mais marcante da terapia física dentro do plano de intervenção para reabilitação parece ter direcionado tanto o surgimento como o aprimoramento de profissões.[1]

No decorrer deste capítulo, retomaremos os principais documentos oficiais já mencionados, porém agora descritos e comentados em ordem cronológica, contextualizados no cenário histórico e político de sua publicação, destacando-se suas contribuições para o desenvolvimento do que culminou na lei de criação do sistema COFFITO-CREFITO.[a] A partir de sua criação, mais de 500 resoluções foram publicadas e estão disponibilizadas para consulta no *site* oficial do COFFITO <http://www.coffito.org.br/>. Seria exaustivo mencionar todas no presente capítulo, motivo pelo qual selecionaremos as mais relevantes para compreender o aprimoramento profissional do fisioterapeuta. Então, comecemos pelo já bastante estudado parecer do Conselho Federal de Educação (CFE).

Parecer nº 388/1963, do Conselho Federal de Educação

Já ficou claro que o surgimento da Fisioterapia no Brasil enquanto procedimento e atividade profissional de um diplomado antecede a regulamentação de um exercício profissional, sendo observado o funcionamento de serviços com oferta de terapia

---

[a] Sistema formado pelo Conselho Federal de Fisioterapia e Terapia Ocupacional (COFFITO) e pelos Conselhos Regionais de Fisioterapia e Terapia Ocupacional (CREFITOs).

68 História da Fisioterapia no Brasil

física criados desde 1919, ou até antes disso. O primeiro documento oficial que ainda não estabelece normatização da Fisioterapia, mas precede um regulamento que estava surgindo, foi, porém, o Parecer nº 388/1963[2] do Conselho Federal de Educação (CEF) – aprovado em 10 de dezembro de 1963. Veja que não se trata de um documento normativo, mas, sim, de opinião para fundamentar o documento normativo também já apresentado em capítulos precedentes: a Portaria Ministerial nº 511/1964.[3]

Com praticamente nenhuma atribuição profissional propriamente definida, o documento que principalmente recomendou regras de formação para diplomados foi escrito por aquela Comissão de Peritos[b] nomeados pelo Diretor de Ensino Superior do Ministério da Educação – deixou bem claro que os profissionais-alvo da discussão (fisioterapeutas e terapeutas ocupacionais), a par dos médicos, deveriam ser denominados auxiliares de médicos, destinados, portanto, a desempenhar tarefas de caráter terapêutico sob orientação médica. O parecer incluía ainda que ao médico cabia dirigir, chefiar e liderar a equipe de reabilitação, dentro da qual seriam elementos básicos: o médico, o assistente social, o psicólogo, o fisioterapeuta e o terapeuta ocupacional. Também recomendava que as atribuições do diplomado seriam caracterizadas enquanto parte de uma equipe de reabilitação em que não lhe competia o diagnóstico da doença ou da incapacidade a serem tratadas. Ainda, neste mesmo parecer, estava descrito que lhes cabia executar, com perfeição, aquelas técnicas, aprendizagens e exercícios recomendados pelo médico na condução da cura ou da recuperação dos parcialmente inválidos para a vida social.

As últimas considerações descritas nesse parecer, essencialmente direcionadas à formação, preconizavam que, enquanto trabalhadores, os diplomados seriam uma espécie de profissionais paramédicos, chamados Técnicos em Fisioterapia, portadores de formação de nível superior, como já era realidade para enfermeiros, obstetrizes e nutricionistas. A Portaria nº 511/1964[3] minimamente seguiu as recomendações do parecer citado, descrevendo sucintamente e sem entrar no mérito profissional as regras de formação do diplomado em Fisioterapia.

Interessante notar que, no depoimento de Maria Antônia Pedrosa de Campos,[c] a intenção era formar uma única turma de diplomados para suprir a demanda do Centro de Reabilitação da ABBR – Associação Brasileira Beneficente de Reabilitação –[4] à semelhança do que aconteceu na publicação do decreto-lei, detalhado a seguir. Dada a relevância do reconhecimento do papel social dos diplomados – no caso, uma Diretora do Ministério da Educação que tinha uma filha com escoliose –,[d] estes tiveram apoio para que movimentos em prol da regulamentação culminassem na publicação da portaria, ainda que descomprometida da polêmica denominação de fisioterapeuta e das garantias trabalhistas para eles.

No mesmo depoimento, Maria Antônia menciona o Currículo Mínimo, publicado na Portaria nº 511/1964[3] e, ainda lembra a confusão causada por um médico

---

[b] Lembrem-se de que os todas as atribuições profissionais de saúde eram exercidas por médicos, dentistas e médicos veterinários. Por conseguinte, a Comissão de Peritos era composta predominantemente por médicos.
[c] Participante icônica e que testemunhou a luta pelo reconhecimento de diplomas e, consequentemente, do exercício profissional dos estudantes formados pela Escola de Reabilitação da ABBR – Associação Brasileira Beneficente de Reabilitação).[4]
[d] Curvatura anormal da coluna para um dos lados direito ou esquerdo da coluna vertebral (tronco).

Sistema de Conselhos Federal e Regionais – COFFITO-CREFITO **69**

fisiatra, declaradamente contra a denominação do diplomado como fisioterapeuta. Ao fim de seu depoimento, conta a estratégia inteligente adotada para não causar controvérsia. Conforme transcrito de seu depoimento: "(...) coloca no diploma: graduou-se em Fisioterapia (...)". Não posso deixar de mencionar o quão inspirador foi ouvir o depoimento de Maria Antônia, que viveu os bastidores do período da publicação dos documentos aqui mencionados –, pessoa que anseio conhecer e, quiçá, transformar sua história em um longa-metragem.

Decreto-lei nº 938/1969, da Junta Militar

Ainda que a descoberta de documentos recentes conteste um pouco a história que nós fisioterapeutas gostamos de acreditar - que a necessidade de Costa e Silva impulsionou a sanção do decreto-lei -, foi durante a ditadura, que a Junta Militar formada pelos ministros da Marinha de Guerra, do Exército e da Aeronáutica Militar, talvez sensibilizada pelo bom tratamento dado ao então presidente Costa e Silva – à época, vítima de um acidente vascular encefálico –, publicou um decreto com força de lei, criando, em 13 de outubro de 1969, as profissões de fisioterapeuta e terapeuta ocupacional. Foi o Decreto-lei nº 938/1969,[5] constituído por 13 artigos, que regularizou o exercício profissional do fisioterapeuta, acatando muitas das recomendações previstas nos projetos de lei que foram arquivados. Nos artigos 1º e 2º desse decreto-lei, foi assegurado o exercício das profissões de fisioterapeuta e de terapeuta ocupacional, e estabelecido que esses profissionais, diplomados por escolas e cursos reconhecidos, seriam considerados de nível superior.

Naquele momento histórico, com influência do cenário político neoliberal e do modelo hegemônico de assistência em saúde, nos artigos 3º e 4º foram estabelecidos os atos privativos do fisioterapeuta e do terapeuta ocupacional, respectivamente, conforme transcritos no Quadro 6.1.

Na dimensão técnica do modelo hegemônico – de origens no período pós-guerras mundiais –, um profissional em saúde exerceria seus atos privativos, considerando a parte correspondente a sua especialidade dentro do todo representado pela assistência em saúde. Assim, pelo mencionado decreto-lei, ficou estabelecido que o objeto de trabalho do fisioterapeuta, naquela ocasião, seria executar o instrumental terapêutico próprio da Fisioterapia (terapia física) para promoção, prevenção, tratamento e reabilitação das capacidades físicas do paciente. Esse mesmo decreto-lei ampliou a atuação do fisioterapeuta assistencial para atuações de caráter gerencial

Quadro 6.1. Definições dos atos privativos dos profissionais fisioterapeuta e terapeuta ocupacional publicadas no Decreto-lei nº 938/1969.[5]

Artigo	Transcrição do Documento Original
3º	"É atividade privativa do fisioterapeuta executar métodos e técnicas fisioterápicas com a finalidade de restaurar, desenvolver e conservar a capacidade física do paciente."
4º	"É atividade privativa do terapeuta ocupacional executar métodos e técnicas terapêuticas e recreacional com a finalidade de restaurar, desenvolver e conservar a capacidade mental do paciente."

70 História da Fisioterapia no Brasil

e formativo ao descrever, no artigo 5º, que os profissionais-alvo deste decreto-lei poderiam ainda, no campo das atividades específicas de cada um:

"I – Dirigir serviços em órgãos e estabelecimentos públicos ou particulares, ou assessorá-los tecnicamente;

II – Exercer o magistério nas disciplinas de formação básica ou profissional, de nível superior ou médio;

III – Supervisionar profissionais e alunos em trabalhos técnicos e práticos."

Na sequência, nos artigos 6º ao 9º, foram descritos procedimentos relativos à formação do fisioterapeuta e do terapeuta ocupacional, cujo detalhamento encontra-se transcrito no Quadro 6.2.

No artigo 10, até a data da publicação do decreto-lei, foi previsto que seriam mantidos nos níveis funcionais que ocupam aqueles que estivessem exercendo, sem habilitação profissional e em serviço público, a atividade de que cogita o artigo 1º. Ademais, poderiam ter as denominações de auxiliar de fisioterapia e auxiliar de terapia ocupacional, se obtivessem certificado em exames de suficiência.

Ainda no artigo 10, foi previsto, em seu parágrafo 1º, que o disposto naquele é extensivo, no que couber, aos que exercessem suas atividades em hospitais e clínicas particulares, em idênticas condições e sob qualquer vínculo empregatício. Já no parágrafo 2º, foi previsto que a Diretoria do Ensino Superior do Ministério da Educação e Cultura promoveria a realização dos exames de suficiência a que se refere este artigo junto às instituições universitárias competentes.

Em seguida, no artigo 11, foi previsto que, aos órgãos competentes do Ministério da Saúde, caberia fiscalizar em todo o território nacional – diretamente ou por meio de repartições sanitárias congêneres nos Estados, no Distrito Federal e nos Territórios – o exercício das profissões de que trata o presente decreto-lei.

Quadro 6.2. Definições quanto à formação do fisioterapeuta e do terapeuta ocupacional publicadas no Decreto-lei nº 938/1969.[5]

Artigo	Transcrição do Documento Original
6º	"Os profissionais de que trata o presente Decreto-lei, diplomados por escolas estrangeiras devidamente reconhecidas no país de origem, poderão revalidar seus diplomas."
7º	"Os diplomas conferidos pelas escolas ou cursos a que se refere o artigo 2º deverão ser registrados no órgão competente do Ministério da Educação e Cultura."
8º	"Os portadores de diplomas expedidos até data da publicação do presente Decreto-lei, por escolas ou cursos reconhecidos, terão seus direitos assegurados, desde que requeiram, no prazo de 120 (cento e vinte) dias, o respectivo registro observando quando for o caso, o disposto no final do art. 6º."
9º	"É assegurado, a qualquer entidade pública ou privada que mantenha cursos de fisioterapia ou de terapia ocupacional, o direito de requerer seu reconhecimento, dentro do prazo de 120 (cento e vinte) dias, a partir da data da publicação do presente Decreto-lei."

No artigo 12, foram acrescentadas as categorias profissionais de fisioterapeuta, terapeuta ocupacional, auxiliar de fisioterapia e auxiliar de terapia ocupacional no Grupo da Confederação Nacional das Profissões Liberais – constante do Quadro de Atividades e Profissões anexo à Consolidação das Leis do Trabalho (CLT), aprovado pelo Decreto-lei nº 5.452,[6] de 1º de maio de 1943. Por fim, no artigo 13, foi descrito que o presente decreto-lei entraria em vigor na data de sua publicação, revogando-se todas as disposições em contrário.

Lei nº 6.316/1975, do Congresso Nacional

No Governo Federal então presidido pelo militar Ernesto Geisel (1974-1979), foram criados o Conselho Federal de Fisioterapia e Terapia Ocupacional (COFFITO) e os Conselhos Regionais de Fisioterapia e Terapia Ocupacional (CREFITOs), por meio da Lei nº 6.316/1975,[7] publicada em 17 de dezembro de 1975. Decretada pelo Congresso Nacional e sancionada pelo então presidente da República, a referida lei é constituída por 25 artigos, organizados em 6 capítulos.

A criação dos conselhos foi, de certo modo, impulsionada pela implantação que aconteceu alguns meses antes do Plano de Classificação de Cargos no Serviço Público Federal – que denominava os profissionais fisioterapeuta, terapeuta ocupacional e fonoaudiólogo como técnicos de reabilitação. Essa denominação permaneceu até 1984, quando no Governo Federal do então presidente João Figueiredo (1979-1985) o termo *fisioterapeuta*, em detrimento de qualquer denominação técnica, foi adotado no Serviço Público por meio do Decreto nº 90.640, de 10 de dezembro de 1984.[8]

No capítulo I da Lei nº 6.316/1975, estão os 11 primeiros artigos, que dispõem sobre a estrutura e as atribuições do COFFITO e dos CREFITOs com a incumbência de fiscalizar o exercício das profissões definidas no Decreto-lei nº 938/1969,[5] conforme descrito no artigo 1º. Dois parágrafos neste artigo estabeleceram que esses Conselhos constituem uma Autarquia Federal vinculada ao Ministério do Trabalho. O COFFITO, como descrito no parágrafo 2º, foi definido com sede e foro no Distrito Federal e jurisdição em todo o país; já os CREFITOs foram definidos por capitais de estados ou territórios (regiões).

No artigo 2º, constituído por três parágrafos, foi definida a composição do COFFITO – representada por 9 membros efetivos e seus respectivos suplentes eleitos com mandato de 4 anos por um Colégio Eleitoral integrado de um representante de cada CREFITO, eleito em reunião especialmente convocada. Para os CREFITOs, conforme definido no artigo 3º, os membros efetivos e seus respectivos suplentes – também com mandato de 4 anos – devem ser eleitos pelo sistema de eleição direta, por meio do voto pessoal, secreto e obrigatório dos profissionais devidamente registrados por Conselho Regional. Caso não o sejam, aplicar-se-á pena de multa em importância não excedente ao valor da anuidade em razão de voto sem causa justificada.

Dos artigos 4º ao 8º foram reguladas as situações que acarretarão extinção ou perda de mandato do membro do Conselho Federal ou dos Conselhos Regionais, bem como das competências do Conselho Federal, dos Conselhos Regionais e dos presidentes do Conselho Federal e dos Conselhos Regionais. Ainda no capítulo I, encontra-se descrito no artigo 9º que, por meio de três incisos, a renda do Conselho Federal se constitui de:

i. 20% do produto da arrecadação de anuidades, taxas, emolumentos e multas de cada Conselho Regional.

ii. Legados, doações e subvenções.

iii. Rendas patrimoniais.

E no artigo 10, também por três incisos, que a renda dos Conselhos Regionais se constitui de:

i. 80% do produto da arrecadação de anuidades, taxas, emolumentos e multas.

ii. Legados, doações e subvenções.

iii. Rendas patrimoniais.

Ao fim do capítulo, no artigo 11, determinou-se que a renda do COFFITO e dos CREFITOs somente poderia ser aplicada na organização e no funcionamento de serviços úteis à fiscalização do exercício profissional e nos serviços de caráter assistencial, quando solicitados pelas entidades sindicais.

No capítulo II, encontram-se os artigos 12 ao 14, que regulam o exercício profissional das duas categorias – fisioterapeuta e terapeuta ocupacional –, reforçado por meio da criação da Carteira Profissional exigida para o exercício das profissões na administração pública direta ou indireta, nos estabelecimentos hospitalares, nas clínicas ambulatórios, nas creches, nos asilos ou em exercício de cargo, função ou emprego de assessoramento, chefia ou direção. Ademais, também se dispôs sobre a obrigatoriedade do registro de profissionais e de empresas cujas finalidades estejam ligadas ao exercício das atividades da Fisioterapia ou da Terapia Ocupacional.

Nos demais capítulos, encontram-se regulações a respeito das anuidades (capítulo III), das infrações e penalidades (capítulo IV), das disposições gerais (capítulo V) e das disposições transitórias (capítulo VI). Entre as diversas regulamentações, preceitos estabelecidos em um Código de Ética Profissional foram apontados no inciso I do artigo 16. Este foi publicado posteriormente pelo COFFITO por meio de resolução.

A partir da criação do sistema COFFITO-CREFITO, a Fisioterapia seguiu seu amadurecimento profissional constantemente balizada por pareceres, resoluções, decisões judiciais, leis e decretos que direcionaram os rumos da Fisioterapia Contemporânea e podem ser consultados no portal do COFFITO – no momento da redação deste livro, disponíveis no *site*: <http://www.coffito.org.br/>. Conforme já informado, existem mais de 500 resoluções COFFITO que, direta ou indiretamente, contribuíram para forjar o fisioterapeuta ao longo do período da Fisioterapia Profissional.

Compete ao Conselho Federal exercer a função normativa e, quando necessário, baixar atos à interpretação e à execução do disposto na Lei nº 6.316/1975, primando por fiscalizar o exercício profissional tanto da Fisioterapia como da Terapia Ocupacional. Partindo do desafio de fiscalizar o exercício de duas profissões, convém esclarecer que uma resolução do COFFITO destinada à Fisioterapia normatiza o exercício profissional única e exclusivamente da Fisioterapia – o que não confere legitimidade para restringir o exercício profissional da Terapia Ocupacional, ou vice-versa. Por exemplo, a Resolução nº 316, de 19 de junho de 2006,[9] dispõe sobre a prática de Atividades de Vida Diária, de Atividade Instrumental de Vida Diária e de Tecnologia Assistiva pelo terapeuta ocupacional única e exclusivamente – o que não normatiza a prática de instrumentos, métodos e técnicas para o fisioterapeuta ou qualquer outro profissional, visto que esses profissionais poderiam empregá-los no âmbito de suas respectivas atuações.

Do ponto de vista jurídico, um conselho de classe profissional pode definir atribuições somente para os profissionais aos quais a resolução se aplica – o que não significa privatizar as atribuições para aplicação única e exclusiva por ele (prática passível de ocorrência para países cujo sistema de saúde não é unificado em um modelo social-democrata). Uma resolução destinada ao terapeuta ocupacional não pode, portanto, ser utilizada para definir ou limitar os fazeres do fisioterapeuta ou o contrário, visto que o papel dessa resolução é fiscalizar a atuação do profissional ao qual se destina.

Além disso, uma resolução não pode ser soberana ao decreto-lei vigente desde 1969, pois em qualquer ação judicial, a interpretação do Decreto-lei nº 938/1969 deverá prevalecer.[5] A mesma lógica se aplica para resoluções que dispõem atribuições para outros profissionais como educadores físicos (Conselho Federal de Educação Física – Confef), enfermeiros (Conselho Federal de Enfermagem – Cofen), médicos (Conselho Federal de Medicina – CFM), engenheiros (Conselho Federal de Engenharia e Agronomia – Confea) e outros. Tecnicamente, as resoluções que atribuem disposições a um profissional regulam o exercício dele e não têm poder de cercear o exercício profissional de outrem.

Esclarecido isso, os profissionais precisam ter cautela ao se respaldar em resoluções legalmente inferiores, destinadas a regulamentar as próprias ações no momento de reivindicarem ações feitas por outros profissionais como atos privativos. Não vivemos mais em um país onde procedimentos são bens de mercado comercializáveis, e os atos privativos – no cenário assistencial do Brasil contemporâneo – implicam inviabilizar a adequada aplicação de políticas públicas. A exemplo, tem-se a política de atenção domiciliar, cujo principal desdobramento é treinar cuidadores formais e informais de saberes e fazeres em saúde – passíveis de proibição em decorrência de atos privativos de classes profissionais. O interesse direto de reserva de mercado é incoerente em um país em que a saúde é legislada como direito social e não mais como bem de mercado.

Decreto nº 90.640/1984, do presidente da República

Conforme descrito anteriormente, em 1984, o fisioterapeuta – até então denominado técnico de reabilitação no Serviço Público – foi incluído no Grupo Outras Atividades de Nível Superior, referido na Lei nº 5.645, de 10 de dezembro de 1970. No Decreto nº 90.640/1984,[8] constituído por sete artigos, a categoria funcional de fisioterapeuta ficou definida como atividade de nível superior, envolvendo supervisão, coordenação, programação e execução especializada em trabalhos relacionados com a aplicação de métodos e técnicas fisioterapêuticas; e com a avaliação

74 História da Fisioterapia no Brasil

e reavaliação de todo processo terapêutico em prol da reabilitação física e mental do paciente. Também nesse decreto, a jornada de trabalho do fisioterapeuta ficou sujeita à prestação mínima de 40 horas de jornada de trabalho semanal, sendo revogada após 10 anos, em 1994, pela Lei nº 8.856/1994 (detalhada a seguir)[10] e definida até o momento da redação deste livro em 30 horas semanais.

Lei nº 8.856/1994, do Congresso Nacional

No último ano do seu mandato, o então presidente da República Itamar Franco sancionou a Lei nº 8.856/1994,[10] decretada pelo Congresso Nacional e publicada em 1º de março de 1994, que fixou a jornada de trabalho dos fisioterapeutas e terapeutas ocupacionais em 30 horas semanais. A partir dessa data, esses profissionais ficaram sujeitos à prestação máxima de 30 horas semanais de trabalho, revogando o disposto no Decreto nº 90.640/1984 (previamente detalhado),[8] que estabeleceu prestação mínima de 40 horas semanais de trabalho para esses profissionais.

Lei nº 9.098/1995, do Congresso Nacional

No primeiro mandato do então presidente Fernando Henrique Cardoso, o vice-presidente da República Marco Maciel – à época interino – sancionou a Lei nº 9.098/1995, decretada pelo Congresso Nacional. Essa lei revogou, entre outros, os parágrafos 8º e 10 do artigo 17 da Lei nº 6.316/1975 –[7] que dispõe sobre as penalidades disciplinares cometidas pelos profissionais fisioterapeuta e terapeuta ocupacional. Essa lei retirou a submissão hierárquica do Ministério do Trabalho sobre as decisões e deliberações do COFFITO ou de seu presidente, bem como a posição de última e definitiva instância nos assuntos relacionados com essas profissões e seu exercício, dando mais autonomia ao Conselho Federal. Assim, com a referida lei, o COFFITO desvinculou-se institucionalmente do Ministério do Trabalho, tornando-se um órgão de última instância recursal.

Sistema COFFITO-CREFITO

Desde sua criação, o COFFITO junto com os CREFITOs – distribuídos em 16 regiões (Figura 6.1) –, têm normatizado e exercido os controles ético, científico e social das atividades do fisioterapeuta e do terapeuta ocupacional, bem como das empresas prestadoras dessas tipicidades assistenciais por meio de atos normativos (pareceres, resoluções e portarias) para cada uma dessas categorias profissionais.

Além dos conselheiros, cuja composição foi proposta na Lei nº 6.316/1975,[7] o COFFITO dispõe de profissionais para serviços de assessoria técnica jurídica e parlamentar, que contribuem nos seguintes aspectos: assessoramento de disputas judiciais mediadas direta ou indiretamente pelo Conselho ou pelos profissionais registrados; e acompanhamento e proposição de projetos de lei – inclusos o fornecimento de pareceres técnicos e o estabelecimento de portarias e resoluções que já ultrapassaram cinco centenas.

Até o momento da redação deste livro, já foram publicadas 529 resoluções, sendo a Resolução COFFITO nº 1,[11] publicada no Diário Oficial da União (DOU) em 14 de março de 1978, na gestão presidida pela fisioterapeuta Sônia Gusman.

Durante essa gestão, houve a aprovação de normas para instalação e organização dos primeiros CREFITOs. Em sua origem, o sistema COFFITO-CREFITO foi composto por três Conselhos Regionais, definidos em três regiões. Naquela época, o CREFITO da 1ª região, com sede em Recife, tinha jurisdição na área integrada pelos estados do Acre, Amazonas, Pará, Maranhão, Piauí, Ceará, Rio Grande do Norte, Paraíba, Pernambuco, Alagoas, Sergipe e Bahia – incluindo os então territórios federais de Rondônia, Roraima, Amapá e Fernando de Noronha. Já o CREFITO da 2ª região, com sede na cidade do Rio de Janeiro, tinha jurisdição na área integrada pelo Distrito Federal e pelos estados de Goiás, Minas Gerais, Rio de Janeiro e Espírito Santo. Por fim, o CREFITO da 3ª região, com sede na cidade de São Paulo, tinha jurisdição na área integrada pelos estados de Mato Grosso, São Paulo, Paraná, Santa Catarina e Rio Grande do Sul.

No parágrafo único do artigo 1º da resolução em questão (a primeira publicada desde a criação do sistema), já se previa que os estados do Mato Grosso do Norte e Mato Grosso do Sul – resultantes da divisão do estado de Mato Grosso – permaneceriam incorporados à 3ª região. A Figura 6.1 mostra a configuração das regionais que compunham o sistema COFFITO-CREFITO até antes do desmembramento em 18 regionais – de origem primária no sistema formado por três regionais. Atualmente, o número de regionais dentro do sistema passou para 18, dado o desmembramento das regionais 7 e 9. Da regional 7, surgiu a regional 17 (Aracaju); e da regional 9, surgiu a regional 18 (Rio Branco e Porto Velho).

Ainda na primeira gestão do COFFITO, pela Resolução nº 10/1978,[12] foi publicado no DOU o Código de Ética Profissional de Fisioterapia e Terapia Ocupacional, em 22 de setembro de 1978. Nessa resolução, encontravam-se descritas as responsabilidades fundamentais de fisioterapeutas e terapeutas ocupacionais; as características de cada exercício profissional; e os deveres perante as entidades de classe e os demais colegas e membros da equipe de saúde. Nesse código de ética, publicado em 1978, encontravam-se também descritos os direitos profissionais, com orientações para balizar os honorários para fisioterapeutas e terapeutas ocupacionais.

Em 2013, o código de ética em pauta foi revogado, e dois novos códigos – um para cada profissional – foram publicados. Para uma análise mais detalhada e comparativa do código de ética antigo com os atuais, recomenda-se a leitura da dissertação de mestrado: *Abordagens bioéticas e deontológicas do código de ética profissional para fisioterapeutas e terapeutas ocupacionais no Brasil*.[13] E ainda dos artigos científicos: *Código de ética para fisioterapeutas e terapeutas ocupacionais revela conteúdos relacionados à autonomia do profissional*,[14] *O novo código de ética para fisioterapeutas incorporou tendências da bioética?*[15] e *Abordagens bioéticas e deontológicas do novo código de ética profissional para terapeutas ocupacionais no Brasil*.[16] Na leitura sugerida, será possível reconhecer que, em sua concepção, os códigos de ética antigo e atuais guardam muito ainda da influência deontológica em detrimento à bioética no campo disciplinar. Badaró e Guilhem[17] discutiram a necessidade indispensável de adequar a formação dos fisioterapeutas para resolução de conflitos mais pautados na Bioética. Elas afirmam que, no Brasil, as questões que envolvem as discussões sobre a relação entre Ética e Fisioterapia estiveram limitadas às análises legalistas e deontológicas.

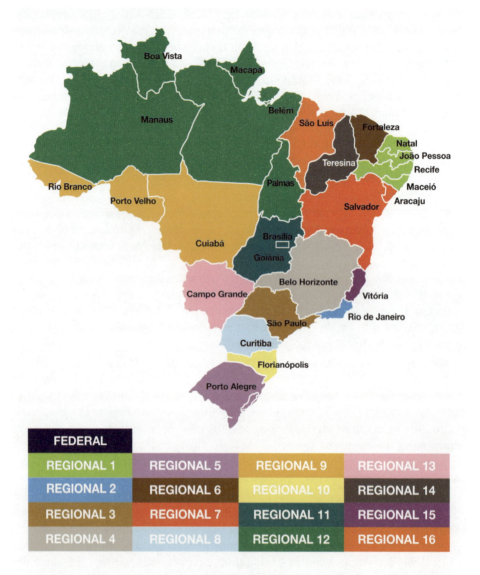

Figura 6.1. Mapa político do Brasil, identificando as regionais – por capital – que compõem o sistema COFFITO-CREFITO.
Fonte: http://coffito.gov.br/campanha/examenacional2016/3 (Dezembro 2016)

Na linha deontológica, a gestão COFFITO, presidida pelo fisioterapeuta Ruy Gallart de Menezes, apresentou a Resolução COFFITO nº 207/2000,[18] publicada no DOU de 30 de agosto de 2000, que resolveu disciplinar a concessão, o reconhecimento, o registro e os efeitos legais de certificados, diplomas e títulos outorgados a fisioterapeutas. A partir desse momento, e com respaldo legal, considerou-se a existência da concessão de títulos de Especialistas a fisioterapeutas, iniciando uma fase de preocupação do Conselho com a formação destes e suas especialidades. Foi também na gestão Ruy Gallart de Menezes que, em 2002, por meio da Resolução COFFITO nº 232/2002,[19] a Fisioterapia ganha uma identidade visual, materializando o símbolo oficial da Fisioterapia (Figura 6.2).

Durante os mais de 40 anos de funcionamento do sistema COFFITO-CREFITO, os fisioterapeutas vivenciaram uma ampliação de seu objeto de trabalho e presenciaram a consolidação da autonomia na gestão dos serviços em Fisioterapia. Por meio da Resolução COFFITO nº 381/2010,[20] ficou disposto que ao fisioterapeuta – no âmbito de sua atuação – compete elaborar e emitir atestados, pareceres e laudos periciais relativos à funcionalidade humana – uma temática ainda em discussão no momento da redação deste livro. As resoluções COFFITO aqui citadas são apenas algumas das que podem ser consultadas no *site* oficial pelo *link* <https://www.coffito.gov.br/nsite/>.

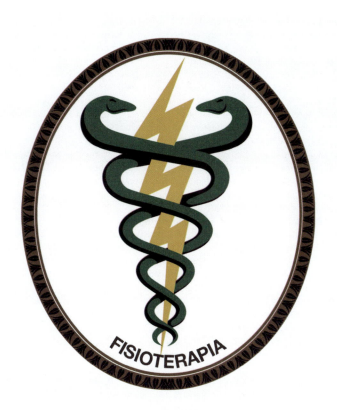

Figura 6.2. Símbolo oficial da Fisioterapia, definido pela Resolução COFFITO nº 232/2002.[19]
Fonte: https://www.coffito.gov.br/nsite/?page_id=2359

Referências bibliográficas

1. Rebelatto JR, Botomé SP. Fisioterapia no Brasil. 2ª ed. Barueri: Manole; 1999. 312 p.
2. CFE. Parecer 388/63 do Conselho Federal de Educação. Brasil; 1963: 382.
3. MEC. Portaria Ministerial 511/64 do Ministério da Educação e Cultura, Brasil: 1964. p. 383.
4. Depoimento - Maria Antonia Pedrosa de Campos - YouTube. 2018 [citado em 4 jun 2021]. Disponível na Internet: https://www.youtube.com/watch?v=L5179FOl7Z8 (20 jul. 2021).
5. Presidência da República do Brasil. Decreto-Lei 938/69 que provê sobre as profissões de fisioterapeuta e terapeuta ocupacional e dá outras providências. Brasíl: 1969. p. 1-2.
6. Presidência da República do Brasil. Decreto-lei nº 5.452, de 1º de maio de 1943, que aprova a Consolidação das Leis do Trabalho. Disponível na Internet: http://www.planalto.gov.br/ccivil_03/decreto-lei/del5452.htm (05 ago. 2021).
7. Presidência da República do Brasil. Lei 6316 - de 17 de dezembro de 1975. Brasil: 1975.
8. Presidência da República do Brasil. Decreto nº 90.640, de 10 de dezembro de 1984, que inclui categoria funcional no Grupo Outras Atividades de Nível Superior a que se refere a Lei nº 5.645, de 10 de dezembro de 1970, e dá outras providências. Disponível na Internet: http://www.planalto.gov.br/ccivil_03/decreto/1980-1989/D90640.htm (05 ago. 2021).
9. COFFITO. Resolução nº 316, de 19 de junho de 2006, que dispõe sobre a prática de Atividades de Vida Diária, de Atividades Instrumentais da Vida Diária e Tecnologia Assistiva pelo Terapeuta Ocupacional e dá outras providências. Disponível na Internet: https://www.coffito.gov.br/nsite/?p=3074 (05 ago. 2021).
10. Presidência da República do Brasil. Lei nº 8.856, de 1º de março de 1994, que fixa a Jornada de Trabalho dos Profissionais Fisioterapeuta e Terapeuta Ocupacional. Disponível na Internet: http://www.planalto.gov.br/ccivil_03/leis/l8856.htm (05 ago. 2021).
11. COFFITO. Resolução nº 1, de 14 de março de 1978, que aprova as normas para instalação e organização dos primeiros Conselhos Regionais de Fisioterapia e Terapia Ocupacional. Disponível na Internet: https://www.coffito.gov.br/nsite/?p=517 (05 ago. 2021).
12. COFFITO. Resolução nº 10/1978, de 22 de setembro de 1978, que aprova o Código de Ética Profissional de Fisioterapia e Terapia Ocupacional. Disponível na Internet: https://www.coffito.gov.br/nsite/?p=2767 (05 ago. 2021).
13. Figueiredo LC. Abordagens bioéticas e deontológicas do código de ética profissional para fisioterapeutas e terapeutas ocupacionais no Brasil. Universidade de Brasília; 2013. Disponível na Internet: http://repositorio.unb.br/handle/10482/15026 (20 jul. 2021).
14. Figueiredo LC, Gratão ACM, Martins EF. Código de ética para fisioterapeutas e terapeutas ocupacionais revela conteúdos relacionados à autonomia do profissional. Fisioter e Pesqui. 2013;20(4):394-400.
15. Figueiredo LC, Cristina A, Gratão M, Fachin-Martins E. O novo código de ética para fisioterapeutas incorporou tendências da bioética? Rev Bioét. 2016;24(2):315-21. Disponível na Internet: http://dx.doi.org/10.1590/1983-80422016242132 (20 jul. 2021).
16. Figueiredo LC, Gratão ACM, Pontes TB, Fachin-Martins E. Abordagens bioéticas e deontológicas do novo código de ética profissional para terapeutas ocupacionais no Brasil. Cad Ter Ocup da UFSCar. 2017;25(1):171-8.
17. Badaró AF, Guilhem D. Ética e bioética na práxis da fisioterapia: desvelando comportamentos. Tese (Doutorado em Ciências da Saúde) – Brasília: Universidade de Brasília, 2008. 164 f. Disponível na Internet: https://repositorio.unb.br/handle/10482/1378 (05 ago. 2021).
18. COFFITO. Resolução nº 207/2000, de 17 de agosto de 2000, dispõe sobre o reconhecimento de Certificados, Diplomas e Títulos conferidos a Fisioterapeuta e dá outras providências. Disponível na Internet: https://www.coffito.gov.br/nsite/?p=852 (05 ago. 2021).
19. COFFITO. Resolução nº 232/2002, de 27 de dezembro de 2002, que dispõe sobre o Símbolo Oficial da Fisioterapia e dá outras providências. Disponível na Internet: https://www.coffito.gov.br/nsite/?p=2990 (05 ago. 2021).
20. COFFITO. Resolução nº 381/2010, de 03 de novembro de 2010, que dispõe sobre a elaboração e emissão pelo Fisioterapeuta de atestados, pareceres e laudos periciais. Disponível na Internet: https://www.coffito.gov.br/nsite/?p=1451 (05 ago. 2021).vi.

Parte II
Estruturação da Fisioterapia Atual no Brasil

CAPÍTULO 7

Transição de Modelos de Formação e Repercussões na Fisioterapia

Observamos que a história da Fisioterapia no Brasil, contada até aqui, foi marcada pela incorporação de modelos de formação influenciados principalmente pelas escolas de reabilitação europeias e pelos modelos assistenciais gerados por interesses políticos e econômicos – considerando um Brasil impulsionado pela própria história mundial (Revolução Industrial), que transitava de uma nação até então agroexportadora para um país com intenções mais industrialistas.[1]

Tentamos deixar claro também nos capítulos precedentes que, com a promulgação da Constituição Federal de 1988, a saúde – até então bem de mercado – passou a ser considerada um direito social subsidiado pelo Estado brasileiro. Pois bem, a mudança de concepção advinda da nova visão de saúde criou um paradigma a ser implementado. A transição, porém, não ocorreu de maneira automática e ainda está em processo para alcançar uma completa implementação – tanto na formação como na assistência – dos ideários preconizados.

Desse modo, o modelo técnico-assistencial e de formação de profissionais da saúde ainda tem a missão de transitar do modelo hegemônico para o contra-hegemônico – que garantiria que essa nova visão do texto constitucional fosse, de fato, incluída no contexto de formação e de assistência em saúde no Brasil. Em minha análise, suspeito que o período de transição perdura até o momento da redação deste livro por dois principais motivos: a formação ainda é muito tecnicista (flexneriana) e baseada em Currículos Mínimos de formação – contrária à formação de tomada de decisão baseada em evidências; e ainda existe certo apego dos colegas fisioterapeutas e docentes que ensinam Fisioterapia, que, mesmo defendendo o Sistema Único de Saúde (SUS), são favoráveis a atos privativos e ainda atuam como profissionais liberais.

Pelas suspeitas levantadas para justificar o tempo tão prolongado de transição entre modelos, creio ser fundamental – para implementação plena dos ideários sociais democratas – que de um lado sejamos mais esclarecidos quanto aos modelos que respaldam o texto constitucional para formar uma geração de fisioterapeutas capazes de confrontar esses modelos – identificando os principais desafios a serem superados para implementação definitiva da proposta contra-hegemônica na formação de fisioterapeutas e na assistência em Fisioterapia pelo Brasil –, e, de outro lado, reconheçamos que ainda estamos exercendo uma formação e uma assistência favorecedoras da atuação do fisioterapeuta como profissional liberal – por mais que no discurso defendamos a saúde como direito social e o SUS.

Seria natural identificar nos períodos da Fisioterapia Procedimental, e nas fases iniciais do período da Fisioterapia Profissional, as bases hegemônicas que antecederam a redemocratização do país. Não há dúvidas de que, por esse motivo, a forma de ensinar e de prestar serviços nesses períodos estava fortemente atrelada ao modelo biomédico e voltada para uma assistência por meio da comercialização de procedimentos. Entretanto, precisamos reconhecer que não é coerente que em 2021 – mais de 30 anos depois da redemocratização brasileira – as práticas de ensino e assistência em Fisioterapia ainda não tenham plenamente incorporado as bases contra-hegemônicas.

O corporativismo profissional, por meio da tentativa de estabelecer atos privativos para as diferentes classes profissionais, acentua a dificuldade dos fisioterapeutas de se enxergarem na atenção básica em saúde; facilitando aos fisioterapeutas se renderem às práticas de assistência privadas (clínicas e consultórios particulares) e aos métodos e técnicas ainda facilmente comercializáveis entre aqueles que podem pagar por elas.[a] Nesse sentido, em vez de estarem disponíveis para a população, esses profissionais estão em seus consultórios, cobrando por procedimentos restritos a quem pode pagar – um tipo de prática incoerente, mas fortemente propagada por docentes no ensino ofertado pelas escolas de Fisioterapia do Brasil do século XXI.

Compreendam que não faço aqui crítica aos métodos e técnicas citados, visto que esses são um arsenal terapêutico poderoso dentro de uma estrutura de assistência. Faço crítica ao uso hegemônico de métodos e técnicas que só fariam sentido em um país cuja saúde não é direito social, a exemplo dos Estados Unidos – onde essas práticas são coerentes o modelo assistencial neoliberalista local.

No Brasil, sob meu ponto de vista, o meio de prestar assistência fisioterapêutica continua a perpetuar as concepções hegemônicas que favorecem a inequidade de quem necessita de serviços de Fisioterapia (só possui acesso ao arsenal poderoso quem pode pagar por ele), em coexistência com o sistema público, que preconiza a equidade da assistência (todos terem acesso a esse arsenal). Chegamos a um cenário de um mesmo profissional ser servidor e concomitantemente ofertar serviços privados em seu consultório ou por meio de atendimentos domiciliares. Em qual deles você acredita que normalmente o profissional presta melhor atendimento ou dedica mais seu tempo?

Esse paradoxo assistencial favorece uma formação e uma assistência ainda fragmentadas e especializadas, dados: a coexistência de oferta de formação e de serviços em Fisioterapia, influenciados pelos modelos de atenção em saúde do passado

---

[a] Refiro-me aqui a métodos e técnicas terapêuticos como osteopatia, pilates, acupuntura, reeducação postural global, facilitação neuromuscular proprioceptiva e tantos outros modismos terapêuticos que quase substituem as bases da Fisioterapia, dada a facilidade de atrair adeptos que lucram com cursos e atendimentos particulares.

e do presente; e o distanciamento da integralidade em saúde preconizada no SUS, com a perpetuação das bases hegemônicas nas suas relações. Um possível motivo para a persistência das bases hegemônicas seria o fato de as escolas de formação terem surgido dentro das faculdades de Medicina e estarem vinculadas aos serviços de reabilitação. Contudo essa tendência de cursos de Fisioterapia vinculados a faculdades de Medicina deixou de existir em consequência de um fenômeno de crescimento na demanda pelo curso de Fisioterapia. Houve um consequente aumento na oferta na década de 1990 e uma mudança de percepção desses cursos, visto que passaram a ser ofertados em muitas instituições independentemente da existência de cursos de Medicina.

De acordo com Almeida e Guimarães,[2] a procura pela formação em Fisioterapia alcançou seu ápice mais precisamente em meados da década de 1990 – período em que as relações candidato-vaga para Fisioterapia se enquadravam entre os cursos mais concorridos nas universidades públicas. Lembro-me de que em 1995 – ano em que prestei o vestibular da Fuvest para o curso de Fisioterapia na Universidade Federal de São Carlos (UFSCar) – disputei uma vaga com 25,13 candidatos, com mais de mil candidatos inscritos para 40 vagas ofertadas. A concorrência chegou a quase 37 candidatos por vaga em 1998.

Em 10 anos – de 1995 a 2005 –adentrando o período da Fisioterapia Científica e Tecnológica – a ser apresentada no Capítulo 9 –, o Conselho Federal de Fisioterapia e Terapia Ocupacional (COFFITO) declarou ter inscrito um quantitativo de profissionais que resultou um aumento absoluto de 394% de novos fisioterapeutas registrados. Na ocasião, muitas instituições de Ensino Superior – notadamente as instituições privadas, motivadas pela alta demanda e pelos lucros decorrentes gerados – passaram a ofertar um grande número de vagas em vestibulares para os cursos de Fisioterapia, incorporando em seus projetos pedagógicos a prática de formação herdada da Medicina e ainda fundamentada nos Currículos Mínimos da década de 1980 – mesmo que desvinculado das faculdades de Medicina.

Ao que parece, esse crescimento na procura de formação superior foi motivado pelo rompimento dos valores da ditadura militar –[3] época em que o Brasil enfrentava condição de saúde populacional desfavorável, resultante de epidemias e desigualdades sociais catalisadoras da formação de um contingente populacional adoecido e deficiente. Somada a isso, ocorria uma deterioração das conquistas trabalhistas enquanto parte da política de privilégios e de estratégias para crescimento industrial, estabelecida para as grandes corporações. Contudo, contraditoriamente, as faculdades isoladas continuavam a formar fisioterapeutas para clínicas e consultórios particulares, desengajados do SUS.

O rompimento descrito também mostra uma inversão de valores com relação ao período da Fisioterapia Procedimental e Profissional, em que não era desejado o crescimento de qualquer formação universitária mais reflexiva – dado que a adoção de medidas educacionais restritivas e tecnicistas pelo Estado era determinante para a manutenção do regime militar. Assim, a quebra dessa visão de governo proporcionou o surgimento de novas políticas presentes no texto constitucional e capazes de influenciar uma formação para corrigir deficiências educacionais e de escolaridade no país.

Outros fatos também podem ter contribuído para o aumento na procura por cursos de Fisioterapia no Brasil, não necessariamente determinados pelos modelos assistenciais ou pela redemocratização e suas tendências. Minha geração há de concordar que, no país do futebol, o agradecimento do então jogador de futebol Ronaldo "Fenômeno" por sua recuperação e seu regresso para a Copa do Mundo de 2002 ao fisioterapeuta Nilton Petroni Vilardi Júnior – mais conhecido como "Filé" – teve uma interferência no reconhecimento da Fisioterapia e no efeito amplificador da procura por cursos da área, notadamente com especialização para atuação no esporte. Com isso, em 2003, houve a abertura de mais de 180 novos cursos que continuaram a propagar o modelo hegemônico de formação.

Tanto o modelo hegemônico como o contra-hegemônico, também discutidos por Almeida e Guimarães,[2] parecem bem apropriados para serem adotados na formação de fisioterapeutas. Todavia, a escolha de um ou de outro modelo deve convergir com o modelo técnico-assistencial e político adotado pelo país. E no Brasil, até enquanto a constituição não for modificada, o modelo é o social-democrata – saúde como direito da população e dever do Estado.

Com a implementação do SUS, concebido em um ideário contra-hegemônico, as ações de promoção da saúde e de prevenção de riscos em atuação – mais presentes nas comunidades – deveriam ser priorizadas, sem prejuízo aos setores assistenciais de mais alta complexidade. Contudo, contraditoriamente ao esperado, no campo da Fisioterapia, presenciou-se um crescimento da assistência privada e suplementar quase em detrimento ao desenvolvimento da Fisioterapia no sistema público, universal e integral de saúde. Esse fenômeno elitizou o acesso aos serviços de Fisioterapia e limitou a atuação dos fisioterapeutas para atender esse nicho social, demandando profissionais altamente especializados (neurofuncional, traumatofuncional, ginecofuncional, dermatofuncional e outras especialidades) e, em alguns casos, voltando a considerar a Fisioterapia como mera terapia física (drenagem linfática, reeducação postural, facilitação neuromuscular, pilates, acupuntura, entre outras técnicas), quase retornando a suas origens procedimentais. Sob minha perspectiva, algo inapropriado para a promoção da saúde no Brasil.

Nesse sentido, orgulho-me de ter partido na contramão das tendências, ao fazer parte da concepção do Projeto Pedagógico do curso de Fisioterapia da Faculdade de Ceilândia da Universidade de Brasília (UnB) –[4] exemplo de formação segundo o modelo contra-hegemônico. Apesar disso, alerto para o fato de que não é somente um projeto alicerçado em bases contra-hegemônicas que garanta sua implementação. Até mesmo com nosso projeto reconhecido em 2008 como inovador pela Associação Brasileira de Ensino em Fisioterapia (Abenfisio) e, em 2014, recomendado com nota máxima pela comissão de avaliação de reconhecimento de curso enviada pelo Instituto Nacional de Estudos e Pesquisas Educacionais Anísio Teixeira Legislação e Documentos (Inep), enfrentei resistência na implementação do projeto pedagógico. Enquanto coordenador de curso, mediei conflitos, com constantes intervenções, procedentes tanto de docentes como de discentes claramente apegados à formação baseada no modelo hegemônico. Ambos, por mais que em discurso reconhecessem o projeto como promissor, na prática continuavam favoráveis e adeptos a uma formação para o exercício como profissional liberal – desvinculada do propósito constitucional no que se refere à saúde no Brasil.

Acredito que o conhecimento é gerador de mudanças e que as novas gerações de fisioterapeutas formados nos projetos pedagógicos que tentam incorporar as tendências contra-hegemônicas permitirão transitar do modelo hegemônico para o contra-hegemônico – adequando definitivamente a proposta constitucional de saúde como direito social. Convém também mencionar que a saúde como direito social talvez não seja o ideário profissional de alguns fisioterapeutas ainda apegados às práticas hegemônicas – outro possível motivo para justificar a dificuldade de implantação dos ideais contra-hegemônicos.

De volta ao projeto pedagógico da UnB, propusemos a matriz curricular em uma progressão espiral de alargamento e aprofundamento de conteúdos ao longo dos semestres de formação. Essa encontrou na organização em núcleos, módulos e blocos temáticos uma possibilidade de se adequar a estrutura rígida e tradicionalmente ofertada por créditos obtidos em disciplinas na UnB.[4] Esse modo de progredir possibilita estimular a aquisição de habilidades e competências – com uma visão do todo – desde os semestres iniciais, em um fluxo de integralização de créditos por meio de disciplinas obrigatórias, optativas e de módulo livre, ou, ainda, por atividades de extensão e de pesquisa, computadas como atividades complementares.

Pela configuração contra-hegemônica assumida em sua concepção, no Capítulo 12 deste livro descrevi com detalhes o Projeto Pedagógico do curso de Fisioterapia da UnB como exemplo de cumprimento das Diretrizes Curriculares Nacionais e a título de compartilhamento de nossa experiência.

Referências bibliográficas

1. Paniago MCS. Autogestão e controle operário: uma análise histórica crítica. 1982;338-47.
2. Almeida ALDJ, Guimarães RB. O lugar social do fisioterapeuta brasileiro. Fisioter e Pesqui. 2009;16(1):82-8. Disponível na Internet: https://www.scielo.br/j/fp/a/btm7cdjkTQSKxyVgrvSwdJC/?lang=pt (21 jul. 2021).
3. Gaspari E. A ditadura acabada. Rio de Janeiro: Intrínseca; 2016.
4. Marães VRFS, Martins EF, Cipriano Junior G, Acevedo AC, Pinho DLM. Projeto pedagógico do curso de Fisioterapia da Universidade de Brasília. Fisioter em Mov. 2010 Jun [citado em 21 mar 2015];23(2):311-21. Disponível na Internet: http://www.scielo.br/scielo.php?script=sci_arttext&pid=S0103-51502010000200014&lng=pt&nrm=iso&tlng=pt (21 jul. 2021).

CAPÍTULO 8

Da Pré-história aos Dias Atuais – O Papel Social da Fisioterapia no Mundo

Ao buscar referenciais teóricos para propor um sistema de periodização da História da Fisioterapia no Brasil e também construir identidades fundamentadas em objetos de estudo e de trabalho para além da identidade procedimental, constatei que os autores que se propuseram a escrever sobre a história da Fisioterapia no mundo[a] iniciaram suas descrições em experiências de massagistas e prescritores de ginástica – inicialmente para recuperação física no período da Revolução Industrial e entre as grandes guerras mundiais.[1-5]

As atividades exercidas por esses profissionais seriam, no contexto mundial, as prováveis precursoras do que reconhecemos hoje como Fisioterapia no Brasil. Em suas origens – inicialmente propagadas na Inglaterra, no Canadá e nos Estados Unidos –, seriam as responsáveis pelo pontapé inicial histórico nas atividades hoje reconhecidas como Fisioterapia. Em particular, o recorte histórico, feito em 2011 por Espíndola e Borenstein,[5] expôs o período de 1894 a 2010, iniciado pela criação de uma Sociedade de Massagistas e finalizado com a inserção do fisioterapeuta nas políticas públicas de saúde brasileira. Diferentemente do sistema de periodização proposto neste livro, o recorte mencionado estabeleceu o início e o fim de um estudo de evolução histórica do fisioterapeuta (profissional) – partindo também de um procedimento (massagem) até um reconhecimento profissional (inserção em políticas públicas), em um apanhado mais amplo (mundial) que nosso sistema de periodização da história do Brasil.

Ainda que no recorte histórico mencionado na referida obra as autoras não tenham comentado sobre a Fisioterapia como uma área de conhecimento (ciência) e de desenvolvimento tecnológico (inovação), elas propõem referenciais históricos e epistemológicos muito certeiros para se iniciar uma teoria da Fisioterapia – cabe revisitar as reflexões feitas na apresentação deste livro. Aliás, as autoras são

---

[a] Convém destacar que até então este livro se preocupou em estruturar a Fisioterapia no Brasil. Neste capítulo, em particular, refletiremos sobre a Fisioterapia no mundo.

88 História da Fisioterapia no Brasil

enfermeiras, e como apontado no texto de apresentação, a Enfermagem já estabeleceu as bases de sua teoria de maneira exemplar há anos. Na busca de suas bases epistemológicas, a trajetória dos teóricos da Enfermagem, aliada à experiência das autoras – que, além de enfermeiras, fazem parte do Grupo de Estudos de História do Comportamento da Enfermagem e Saúde –, mostrou a identidade epistemológica aceita mundialmente para área: o cuidado. Ao reconhecê-lo como a base do que dá sentido aos fazeres da Enfermagem, fica estabelecida uma atividade humana passível de ser investigada regressivamente ao longo da história da humanidade em busca de uma "Enfermagem Primitiva". Esta vai além do momento histórico em que a medicalização do século XIX deu vazão à profissionalização do médico e de todos os demais profissionais da saúde que atualmente configuram o rol de profissões reconhecidas socialmente no Brasil. Retroceder na linha do tempo da história da humanidade em busca das atividades primitivas que remeteriam a uma profissão configura excelente exercício filosófico para os estudantes em formação.

Como bons exemplos precisam ser seguidos, e bons exercícios precisam ser executados, proponho refletirmos sobre esta questão: qual(is) atividade(s) humana(s) poderia(m) ser reconhecida(s) como genuína(s) do fisioterapeuta e, por conseguinte, precursora(s) da Fisioterapia, quanto a lhe conferir identidade epistemológica? Qual seria o marco temporal mais antigo na história da humanidade ao qual precisaríamos retroceder para identificar essas atividades precursoras como "Fisioterapia Primitiva"? Intenciono levar o leitor a realizar esse exercício filosófico.

Na Antiguidade, os indícios históricos sempre apontaram para uma preocupação da humanidade em eliminar diferenças incômodas, prováveis doenças e incapacidades presentes entre os seres humanos. Acredita-se que essa preocupação se acentuou quando a espécie humana começou a se aglomerar em comunidades, depois de muitos anos vivendo sem habitação fixa (nômades) e em constante mudança territorial em busca de recursos para subsistência.[1] Nesse período, o homem primitivo somente dispunha da natureza como possível instrumental terapêutico. Vislumbro, em um cenário pré-histórico, ambiente extremamente favorável às divagações na busca da "Fisioterapia Primitiva".

Pressupostos teóricos e filosóficos precisam, porém, ser bem estabelecidos para se reconhecerem ações praticadas pela humanidade, ao longo da história, capazes de ser consideradas precursoras da Fisioterapia – conduzindo o estudante a uma reflexão sobre quais ações mais se aproximaram do que é praticado contemporaneamente pelos fisioterapeutas. Como mencionado, reforço ser este um exercício muito oportuno para buscarmos bases para a identidade epistemológica não fundamentada no procedimento em si, mas em sua aplicação.

Assim, tentar imaginar e verbalizar ações, em passado remoto, de quais poderiam ter sido consideradas ações precursoras contemporaneamente do que conhecemos como Fisioterapia – identificadas ao longo da história da humanidade anteriormente ao surgimento da profissão – habilita o estudante a conceber um olhar mais amadurecido de suas ações futuras como fisioterapeuta. Na aplicação desse tipo de exercício imaginativo e contemplativo – pelo qual levamos os estudantes a focar em ações desprendidas de procedimentos –, constatei que os ingressos nos cursos de Fisioterapia que lecionei ainda não possuíam bases epistemológicas para identificar quais ações poderiam ser atribuídas como precursoras genuínas da Fisioterapia. Na maioria dos relatos apreendidos em aulas, eu me surpreendi com aqueles em que os estudantes sempre apontavam ações que poderiam descrever melhor os afazeres de qualquer outro profissional da saúde. Essa falta de assertividade na descrição de uma ação que contenha os elementos identificadores de uma ação propriamente fisioterapêutica reforça a falta de identidade profissional do estudante em formação e de como procedimentos – na maioria das vezes compartilhados entre outros profissionais da saúde – poderiam ser aplicados no âmbito da sua atuação como fisioterapeuta.

Para que o leitor possa compreender como alcancei essas conclusões, descrevo sucintamente a seguir como ocorre um exercício didático que semestralmente aplico para exercitar habilidades e competências na busca de uma identidade genuinamente fisioterapêutica. Trata-se de proposta didática para instigar a imaginação dos estudantes em um contexto pré-histórico imaginado. Para a atividade, projeto uma imagem – como a exemplificada na Figura 8.1 – e estimulo os estudantes a relatarem, de maneira bem espontânea e por meio de verbos, as ações passíveis de serem consideradas primitivas da Fisioterapia.

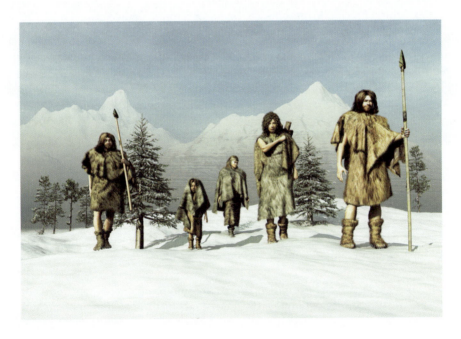

Figura 8.1. Cenário pré-histórico ilustrando ações humanas do período.
Fonte: Depositphotos.

90 História da Fisioterapia no Brasil

Alguns dos relatos mais comumente citados pelos estudantes na aplicação desse exercício foram transcritos no Quadro 8.1. Nas colunas, ao lado de cada descrição, destaquei os principais elementos e verbos identificadores das ações que os estudantes consideraram primitivas e precursoras da Fisioterapia. Notem que os resultados confirmam o que foi descrito no início deste capítulo: existe uma ausência de elementos básicos e epistemológicos do que minimamente precisa estar presente na ação e/ou atividade de "Fisioterapia Primitiva" ou ser aplicado no âmbito da Fisioterapia nos dias de hoje.

O relato 1 mostra que o pressuposto teórico para definir a ação apreendida na fala do estudante aplica-se a qualquer profissional da saúde – em particular ao enfermeiro, visto que, em seus modelos teóricos, a Enfermagem define a arte do cuidar como seu objeto de estudo e trabalho. Também no relato 1 poderíamos definir a ação de amputar como precursora da Medicina, em particular do médico-cirurgião. Em nenhuma das ações identificadas por verbos destacados no relato 1, encontramos elementos de ações propriamente identificadoras da Fisioterapia ou realizadas em seu âmbito.

Nos demais relatos, encontramos ações que poderiam ser atribuídas a qualquer profissional da saúde, porém mais identificadoras de uma ou outra profissão, que não a de fisioterapeuta. No relato 2, por exemplo, poderíamos identificar ações precursoras da Nutrição, na medida em que a ação de posicionar poderia caracterizar uma ação genuinamente fisioterapêutica, assim como massagear, aliviar dor com recursos terapêuticos manuais e naturais, manipular a temperatura e fortalecer com alguma finalidade terapêutica. Dado o exemplo, parece clara a necessidade de estabelecer pressupostos teóricos mínimos para considerarmos, no exercício

Quadro 8.1. Transcrição de alguns relatos de estudantes submetidos ao exercício didático e imaginativo de tentar encontrar ações que poderiam ser classificadas como primitivas e precursoras de Fisioterapia.

Relato	Transcrições	Principais Ações Identificadas por Verbos
1	"Estancar a hemorragia, limpar o ferimento e cortar as partes esmagadas dos dedos de um caçador que se acidentou ao retirar o chifre do animal caçado."	Cuidar Higienizar Amputar
2	"Arrastar uma pessoa ferida até uma tenda para mantê-la deitada, descansando e recebendo comida e água."	Transportar Posicionar Cuidar Alimentar Hidratar
3	"Massagear a ponta do pé depois de ter chutado acidentalmente uma pedra."	Massagear Aliviar dor
4	"Preparar uma fogueira para produzir calor e minimizar o desconforto causado pelo frio."	Aquecer Aliviar desconforto Aclimatizar
5	"Ganhar força ao carregar e sustentar gravetos e pedras para a construção de cabanas."	Fortalecer Construir

didático, quais ações poderiam ser definidas como primitivas e precursoras do exercício profissional do fisioterapeuta. Essas bases favoreceriam a busca de uma identidade necessária para definir um objeto de estudo e um objeto de trabalho, bem como para compartilhar ações e procedimentos no âmbito da Fisioterapia. Acredito ser esse tipo de exercício fundamental e necessário para que os estudantes ingressos em cursos de Fisioterapia possam formar uma identidade profissional desapegada de procedimentos, métodos e técnicas.

Em sua origem mais remota – dentre as ações humanas que poderiam ser reconhecidas como uma prática de "Fisioterapia Primitiva" –, encontram-se intervenções que procuravam aliviar desconfortos e diferenças incômodas pelo uso de elementos da natureza ou pela manipulação e movimentação do corpo. Esses "terapeutas do passado" se serviam de maneira empírica[b] dos efeitos gerados pelos agentes físicos fornecidos pela natureza (sol, fogo, água, neve, vapor, peixe elétrico e outros) e pelo movimento do corpo e de suas estruturas (atividade física, mobilização e massagem).

As circunstâncias pré-históricas e históricas proporcionaram a necessidade cada vez mais premente de profissionalizar pessoas que cuidassem de outras pessoas (notadamente em Enfermagem), dando início a um processo de formação de profissionais da saúde, cujo ápice foi observado com a Revolução Industrial, com o advento da terapia física – normalmente assumida como o marco temporal para o surgimento da Fisioterapia no mundo. Essas circunstâncias eram principalmente representadas pelas necessidades físicas e pelas mutilações individuais ou em massa, geradas por condições específicas ou por grandes catástrofes e epidemias, bem como pelos conflitos armados entre os homens. A intenção deste capítulo é, porém, retroceder para antes desse ponto e definir algo além do cuidado atribuído como estado da arte da Enfermagem, promovendo singularidade ao que poderíamos identificar como fisioterapêutico.

Para não nos perdermos em identificar ações que não caracterizam propriamente atos considerados primitivos e precursores da Fisioterapia, é primordial que esteja bem claro quais são os pressupostos teóricos definidores de uma ação genuinamente fisioterapêutica. Depois de inúmeras tentativas e testagens, adotei em meus exercícios o seguinte pressuposto teórico: a ação procurada é qualquer uma que expresse a aplicação de agentes físicos, resultando ou não em movimentação de partes do corpo e interagindo com os órgãos e tecidos desse organismo, por meio de manobras e outras práticas manuais e/ou instrumentais – todas aplicadas com a intenção de promover, manter, aperfeiçoar, restaurar ou recuperar funcionalidades humanas.[c] Estabelecido esse pressuposto, temos o mínimo do que precisamos para iniciar a busca.

Com alguns parâmetros iniciais pressupostos mais bem definidos, repito a pergunta de maneira mais detalhada: qual seria a ação mais primitiva e passível de observação empírica na humanidade na qual poderíamos reconhecer um ato

---

[b] Empírico se refere à experiência e à observação obtidas de maneira metódica ou não. Em particular, o empirismo define uma doutrina segundo a qual todo conhecimento provém unicamente da experiência humana e de conhecimento da prática.

[c] As funcionalidades humanas aqui relatadas têm como base terminológica o referencial teórico da Classificação Internacional de Funcionalidade, Incapacidade e Saúde (CIF), proposta pela Organização Mundial da Saúde (OMS) e concebida no ideário do modelo biopsicossocial integrativo.

primitivo e precursor de atividades genuinamente fisioterapêuticas? Arrisco considerar que, na humanidade, a primeira ação capaz de expressar um ato fisioterapêutico primitivo teria sido observada na ação de um homem que, ao reconhecer o sofrimento do seu semelhante, tocou o local do corpo causador de sofrimento e dor, pressionando a área e transferindo calor que, de certo modo, causou alívio. Dessa forma, evidenciou-se para o executor da primeira ação fisioterapêutica da humanidade que o toque pode ser aplicado para alívio de dor. Com as devidas precauções, dada a natureza filosófica da busca, sustentada pelo pressuposto teórico definido, poderíamos afirmar que ações precursoras do que podemos reconhecer como Fisioterapia teriam surgido em paralelo ao próprio surgimento da espécie humana.

Os indícios mais antigos na pré-história confirmam que a aplicação de agentes físicos, movimento e toque humano evoluíram de aplicações relacionadas com o alívio de desconfortos para aplicações cada vez mais intencionais e com finalidades mais diversificadas e associadas ao trato humano e, também, ao cultivo da beleza – notadamente na Grécia e na Roma antigas. Observam-se, ainda na história da humanidade, ações reconhecíveis como "Fisioterapia Primitiva" relacionadas com o desenvolvimento de aptidões físicas para determinados trabalhos e esportes – claramente empregadas com o propósito de restabelecer a funcionalidade humana –, em uma visão bem contemporânea e influenciada pelos modelos mais atuais (biopsicossocial e contra-hegemônico).

Do surgimento da escrita (4.000 a.C.) até a queda do Império Romano (476 d.C.), em momentos particulares no tempo que definem a Idade Antiga na história da humanidade, encontramos indícios que sinalizam o uso da corrente elétrica gerada por peixe no tratamento de doenças (Eletroterapia Primitiva); a construção de equipamentos mecânicos capazes de produzir movimento para uso terapêutico (Mecanoterapia Primitiva); a indicação de exercícios respiratórios para prevenir constipação (Cinesioterapia Primitiva); e outros meios de utilização dos agentes físicos com finalidade terapêutica, que nos fornecem bastante informação para iniciarmos nossa busca por uma identidade na história da humanidade.

A seguir, encontraremos alguns dos principais indícios de ações que, desde os primórdios da humanidade até os dias de hoje, poderiam ser consideradas precursoras da Fisioterapia. As informações aqui destacadas foram retiradas das referências bibliográficas já citadas em outros capítulos e de informações facilmente localizadas em busca pela Internet. Por exemplo, o egiptólogo Georg Ebers Moritz descobriu um papiro com descrições de ações terapêuticas no Egito Antigo (Figura 8.2), supostamente relacionadas com a prática de procedimentos para lidar com uma espécie de câncer. Dentre os aplicados, o uso de recursos manuais (Massoterapia Primitiva) e as diferentes formas de aplicação de água (Hidroterapia Primitiva) e luz solar (Helioterapia ou Termoterapia Primitiva) pareciam estar presentes nas práticas terapêuticas dos egípcios.

No mesmo período, ainda na Idade Antiga, porém na China, a milenar Medicina Tradicional Chinesa incorporava técnicas terapêuticas como: o *Tui Na*, uma forma de massagem; a Acupuntura, uma técnica de aplicação de agulhas em pontos no corpo, e empregada até os dias de hoje; a Moxabustão, uma espécie de acupuntura térmica feita pela combustão de ervas; a Ventosaterapia, praticada pela sucção da pele que sofre uma pressão negativa; dentre outras.

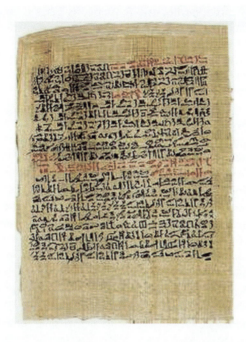

Figura 8.2. Papiro de Ebers, com suposta descrição de ações terapêuticas para combate a uma espécie de câncer.
Fonte: Imagem de domínio público.

Também na Antiguidade, na Índia, relatos de uma técnica conhecida como *Pranayama* mostram indícios de uma prática que parecia combinar movimentos respiratórios, posturas e exposição ao sol (Cinesioterapia Primitiva).

A civilização grega, ainda na Antiguidade, deixou indícios de muitas atividades para tratar desconfortos e doenças, e levou historiadores a considerar essa civilização como o berço das ações terapêuticas – no âmbito da qual se formavam as bases da Medicina Científica, com relatos de um próspero desenvolvimento no tratamento das diferenças incômodas. A própria palavra Fisioterapia é formada por duas palavras gregas: *physis* e *therapeuien*, que significam "aplicação terapêutica por meio de elementos da natureza".

Em particular, a Medicina encontrou suas origens na figura de Hipócrates e na civilização citada – motivo pelo qual o filósofo grego é considerado o pai da Medicina. Dentre as práticas aplicadas por Hipócrates, os banhos (Balneoterapia) e os exercícios físicos configurariam, nos dias de hoje, o que conhecemos por Fisioterapia. Entretanto, com mais destaque à Fisioterapia do que a Hipócrates, temos Aristóteles como um possível pai da Fisioterapia, pois foi ele quem proporcionou maiores contribuições advindas de descrições de ações musculares e da prática de tratamentos, considerando os movimentos do corpo que formariam o eixo principal das ações que definem a Fisioterapia: a Cinesioterapia.

Alguns anos mais tarde, no Império Romano, as casas de banho (casas termais romanas) foram consagradas e popularizadas quanto a seu aspecto terapêutico, por explorarem os efeitos das propriedades dos banhos em diversas temperaturas e da água em seus diferentes estados físicos (sólido, líquido e gasoso) e composições químicas. A Figura 8.3 ilustra algumas ações próprias dos procedimentos fisioterapêuticos já praticados na antiguidade romana.

As grandes contribuições e os avanços terapêuticos observados na Grécia Antiga e no Império Romano praticamente tiveram fim nesse mesmo período histórico, pois, na era subsequente – a Idade Média –, pouco se avançou quanto ao uso de recursos terapêuticos e nos estudos e na atuação em saúde. Esse acontecimento foi reforçado principalmente pela estagnação científica e pela forte influência da Igreja, que considerava o corpo humano algo secundário ao espírito, em uma sociedade marcada pela fome, pelas pestes epidêmicas e pelas constantes batalhas e invasões sangrentas. Em contrapartida, no contexto medieval, acentuava-se um cenário de pessoas necessitadas de cuidados em saúde.

Apesar de, na Idade Média, não serem observados relatos claros da utilização de agentes físicos para fins de tratamento, encontram-se registros de prática de exercícios para incremento das capacidades e do desempenho das aptidões físicas (Cinesioterapia Medieval). Nobreza e clero empregavam equipamentos e o próprio movimento do corpo para praticar exercícios físicos que aumentavam sua força e

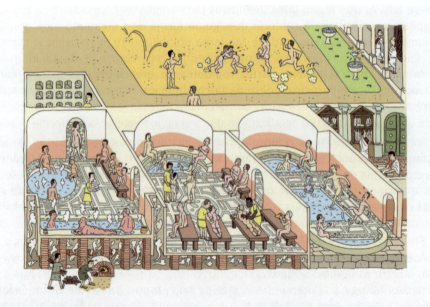

Figura 8.3. Ilustração de uma casa de banho típica do Império Romano com as distintas atividades nela realizadas.
Fonte: https://thearcheology.wordpress.com/

resistência muscular, enquanto burgueses e lavradores utilizavam atividade física para diversão. Também nesse cenário histórico estão provavelmente ilustradas as ações precursoras do profissional de Educação Física. Ao fim desse período, principalmente na região do Mediterrâneo e no restante do Continente Europeu, começaram a surgir pessoas que prestavam serviços de cura e cuidados terapêuticos com ações precursoras da Medicina.

O imperador Frederico II, no século XIII, definiu as primeiras regras para o exercício das práticas médicas e esclareceu que todos aqueles que desejassem praticar Medicina deveriam obter licença por meio de formação junto ao corpo eclesiástico. Começava, então, a medicalização dos serviços de cuidado à saúde, competindo em desvantagem com diversas práticas tradicionais de cura e tratamento, fragmentadas em aplicações praticadas por diferentes terapeutas das mais variadas denominações, descritas ao longo do texto.

No Renascimento, período entre os séculos XIV e XVI, um ressurgimento do crescimento científico e literário promoveu repercussões na atenção em saúde – que passou de uma concepção anteriormente voltada a aspectos curativos para uma concepção mais preventiva, buscando a manutenção do estado de saúde e a reconstrução de uma cultura de preocupação com o corpo, advinda da revalorização do homem.

Na Idade Moderna, período entre os séculos XV e XVIII, com a industrialização (jornadas de trabalho intensas), a formação das grandes cidades (urbanização com falta de saneamento) e, posteriormente, na Idade Contemporânea, os conflitos armados mundiais (formação de um contingente de pessoas mutiladas), somaram-se fatores que foram fatos definitivos para ampliar a necessidade de práticas terapêuticas. Associada à carência de alguma forma de tratamento para grandes contingentes de enfermos, a Idade Moderna notabilizou-se pelos avanços científicos. Por exemplo, na Itália foi onde nasceu Leonardo da Vinci, que, dentre inúmeras contribuições para as ciências e artes, realizou uma série de estudos sobre a mecânica corporal – em particular sobre a marcha humana –, registrando informações que geraram conhecimentos para contribuir com o desenvolvimento da terapia por meio dos movimentos nos seguimentos do corpo (Cinesioterapia Moderna).

Por sua vez, na França, o filósofo, físico e matemático René Descartes ganhou destaque ao propor a fusão da álgebra com a geometria, criando a geometria analítica e o sistema de coordenadas – favorecedores dos avanços na Engenharia Mecânica e promotores da criação de máquinas, principalmente para a produção em massa e para transporte. Essas invenções constituíram peças-chave na Revolução Industrial e geraram tecnologia aplicada no tratamento de pessoas (Mecanoterapia e Tecnologia Assistiva modernas).

Poderíamos citar inúmeros outros pensadores e cientistas, porém vou ater-me a um último, o inglês Isaac Newton –, que, como Aristóteles, poderia ser nomeado pai da Fisioterapia. Sua notoriedade foi dada pela proposição das leis da gravitação universal e das famosas três leis de Newton, que aprimoraram a Mecânica – conhecimento fundamental para o fisioterapeuta da atualidade explorar movimentos passivos, assistidos, ativos livres ou ativos resistidos em contrações isométricas, isotônicas ou isocinéticas. Esse é um conhecimento que os calouros no curso de Fisioterapia irão adquirir.

96 História da Fisioterapia no Brasil

Em paralelo ao desenvolvimento científico, um crescimento tecnológico também foi observado. Muitas invenções surgiram pela transferência das tecnologias desenvolvidas nesse período, e o Quadro 8.2 apresenta algumas das que contribuíram para o desenvolvimento das profissões da saúde. Estas e outras inúmeras que não constam aqui colaboraram para um aprimoramento ainda maior das ciências e do desenvolvimento tecnológico de modo tão progressivo que faz o intervalo entre os séculos XVI e XIX ser conhecido como período da Revolução Científica.

Nesse período histórico, marcado por uma grande população de trabalhadores mal alimentados e com jornadas e demandas excessivas, por cidades cada vez maiores sem as devidas condições de saneamento básico, pelo aumento crescente das doenças epidêmicas e por um contingente considerável de mutilados de guerra, a atenção preventiva em saúde – cujos estudos tiveram seu início na época renascentista – foi desviada para o desenvolvimento de estudos mais voltados à atenção curativa, essencialmente direcionada ao tratamento de doenças e incapacidades, conforme já bem descrito em inúmeras obras sobre o assunto.

As diferenças incômodas voltaram a ser uma preocupação na Idade Moderna, junto com o receio das classes dominantes de perder ou diminuir a fonte de riqueza gerada pela força de trabalho do proletariado – que adoeciam em número cada vez maior. Começava-se a observar nesse período a formação das primeiras organizações e escolas médicas, que ganhavam muito ou pouco destaque, a depender do apoio ou não de monarcas dos distintos impérios e de figuras eclesiásticas de poder e influência. Não é de se admirar que nesse momento histórico se formaram diversos projetos de profissões incipientes e com conflitos entre si. (Notem uma semelhança do contexto de surgimento desses projetos com o surgimento da Fisioterapia no século XX no Brasil, com relação ao profissional médico.)

É interessante observar que o profissional médico, em surgimento nesse período de medicalização, como mencionado, competia em desvantagem com outros praticantes de curas e terapias mais tradicionais e mais procurados pela sociedade moderna.

Quadro 8.2. Principais invenções da Idade Moderna que contribuíram para um aprimoramento tecnológico na prática terapêutica.

Invenção	Principais Contribuições
Microscópio	Contribuiu para a melhor compreensão dos agentes microbiológicos e da constituição dos tecidos corporais.
Bombas de ar	Contribuíram para o desenvolvimento de dispositivos terapêuticos de acionamento mecânico.
Termômetros e barômetros	Contribuíram para o monitoramento de sinais vitais.
Máquinas acionadas por eletricidade	Contribuíram para o desenvolvimento de dispositivos terapêuticos com acionamento elétrico e por eletroestimulação de tecidos excitáveis.
Máquinas de registro da atividade elétrica	Contribuíram para o monitoramento da atividade elétrica de órgãos formados por tecidos excitáveis e para o desenvolvimento de dispositivos com retroalimentação dessa atividade (*biofeedback*).

Os registros históricos do período confirmam a existência de mestres de banhos, cirurgiões barbeiros, aparadores de calos, curandeiros astrológicos, alquimistas, boticários, parteiras, operadores de pedra na bexiga e no rim e oculistas. Como se já não bastasse a diversidade de praticantes de cura que claramente desenvolviam atividades terapêuticas, existiam também indícios históricos de que alguns membros do clero, da nobreza e até mesmo da alta burguesia se notabilizavam no atendimento de cuidados de saúde a necessitados (relatados mais cedo como diferenças incômodas).

Ao que parece, os médicos em surgimento eram raramente a primeira opção de busca por serviços de saúde pela população. Os praticantes de curas mais populares no início da Idade Moderna eram os mestres de banho e os cirurgiões barbeiros, que também competiam entre si na hegemonia das atividades de cura. Esse cenário me faz considerar naturais as disputas trabalhistas vividas pelos fisioterapeutas em surgimento no Brasil da Era Vargas – estudadas nos capítulos iniciais deste livro. Entretanto, no século XVIII, em alguns impérios, por apoio de monarcas e da Igreja, as atividades invasivas ficavam cada vez mais restritas aos cirurgiões médicos, e aos cirurgiões barbeiros se limitavam cada vez mais às atividades menos invasivas, como cortes de cabelos, aplicação de ventosas e sanguessugas.

Somente na transição da Idade Moderna para a Idade Contemporânea, no fim do século XVIII (já estamos chegando ao início de nosso sistema de periodização da história da Fisioterapia no Brasil), os indícios mostraram uma clara medicalização com mais aceitação pela sociedade por meio de apropriação de conhecimentos repassados em universidades – que disseminavam saberes e domínio institucional no campo da saúde pelos médicos. Esse cenário histórico culminou na formação dos hospitais e das especialidades médicas direcionadas por categorias nosológicas.[d] Junto a isso, desenvolveram-se a aplicação do instrumental para terapia física no tratamento de doenças e de incapacidades e o surgimento de um profissional da saúde especializado na utilização desse instrumental – em paralelo às escolas de massagem inglesas.

Com as grandes navegações e a formação das colônias pelo mundo, a cultura médica europeia alcançou as Américas. Em particular no Brasil, já no período pós--independência de Portugal, Dom Pedro II – o então imperador do segundo reinado que assumiu o Império por golpe de maioridade – enviou um médico brasileiro, Ferreira dos Santos, para aprender, com o médico francês Louis Pasteur, a arte da Medicina moderna. Em sua volta ao Brasil, Ferreira dos Santos fundou o Instituto Pasteur nas dependências da Santa Casa de Misericórdia no Rio de Janeiro. Esse foi o segundo instituto no mundo e continua em funcionamento até o momento da redação deste livro.

Mais precisamente durante a Segunda Guerra Mundial, surgiram as escolas europeias de Cinesioterapia, criadas para formar profissionais habilitados para tratar doenças e reabilitar incapacitados que necessitavam recuperar o mínimo das funções perdidas, de forma a retornar a suas atividades sociais e produtivas.

---

[d] Nosologia refere-se ao estudo das categorias de doenças com características comuns (sinais, sintomas e alterações fisiopatológicas) e que determinaram as especialidades médicas.

A primeira evidência histórica documentada da Fisioterapia no mundo foi datada do ano de 1894, quando uma sociedade inglesa formada por um grupo de enfermeiras iniciou um programa de formação terapêutica, que profissionalizava ações claramente precursoras da Fisioterapia – e já mencionadas no início deste capítulo. Foram os primeiros indícios na literatura científica mundial que falaram de formação em procedimentos terapêuticos mais próximos daqueles hoje realizados pelo fisioterapeuta. Essas enfermeiras se dedicavam à aplicação de massagens e criaram uma sociedade que passou, nos anos seguintes, a certificar essas massagistas – as precursoras da Fisioterapia no mundo.[1,2]

Com a virada do século, outras escolas de formação de fisioterapeutas surgiram na Alemanha, e, em 1915, massagistas certificados na Inglaterra começaram a atuar no Canadá – que registrou sua primeira escola de formação na Universidade de Toronto, em 1929.[6] Notem que já chegamos à década de 1930, quando a terapia física começava a ganhar força no Brasil. No mesmo período, na Dinamarca, surgiram os primeiros departamentos de Fisioterapia, que iniciaram cursos de formação teórica e prática.[2] Inicialmente, eles não eram de formação universitária e tinham como característica comum a rápida duração – em geral de 12 meses – e o fato de serem ministrados nos próprios cenários de reabilitação – normalmente o hospital ou centro de reabilitação.[e] Entretanto, com o passar dos anos, cursos de bacharelado – com duração de 4 anos e incorporados à formação universitária quase sempre no âmbito das Escolas de Medicina – começaram a ser cada vez mais frequentes no cenário mundial, mesmo que algumas nações tenham mantido o sistema de formação rápida inicial até os dias de hoje.[2] Veja que chegamos ao momento histórico mundial em que começava a surgir a Fisioterapia no Brasil, já descrita.

Em 1954, a American Physical Therapy Association (APTA) emitiu um relatório que propunha um mínimo de 4 anos de formação universitária para o fisioterapeuta em curso de graduação; ou formação mínima de 2 anos para profissionais já formados em outras áreas da saúde que quisessem atuar como fisioterapeutas.[7] Contudo, somente em 1966, o Committee on Professional Education agradeceu o Subcommittee on Educational Qualification of Physical Therapists in Public Health Agencies pela assistência na preparação de relatórios como o publicado em 1954. Nesse contexto, publicou um documento que orientava como deveria ser a formação profissional do fisioterapeuta segundo o padrão norte-americano[8] – certamente o padrão que mais influenciou a formação do fisioterapeuta brasileiro, na ocasião também influenciado por uma política neoliberalista (procedimentos terapêuticos como bem de mercado), totalmente subsidiária da concepção do modelo hegemônico.

Na exploração histórica do cenário mundial, confirmou-se o que seria reproduzido no Brasil algumas décadas depois: o surgimento de escolas de formação dos procedimentos terapêuticos (terapia física), antecessores da regulamentação do exercício profissional do fisioterapeuta associados inicialmente aos centros de reabilitação.

A proposta do documento publicado em 1966[8] dividiu a formação do fisioterapeuta em duas etapas: uma inicial, de formação básica; e outra subsequente, de estudos avançados. Na formação proposta, o fisioterapeuta seria habilitado em

---

[e] Destaca-se que esse é o modelo europeu que influenciou as escolas de formação brasileiras.

curso com duração de 4 anos, conduzido em ambiente acadêmico por faculdade ou universidade com formação em nível de graduação. Em seu currículo, deveriam estar incluídas disciplinas das ciências básicas – predominantemente biológicas –, de levantamento dos assuntos médicos e da prática clínica supervisionada.

Essas tendências mundiais influenciaram a formação do fisioterapeuta no Brasil, cuja regulamentação começou a ser legislada também na década de 1960, conforme já descrevemos. Embora os movimentos internacionais provocassem repercussões nas decisões de como o profissional deveria ser formado em cada nação, o aprimoramento de sua formação no mundo contemporâneo não foi homogêneo nem unificado. Creio que estamos, então, preparados para adentrar o que considerei o terceiro período em nosso sistema de periodização da história da Fisioterapia no Brasil: a Fisioterapia Científica e Tecnológica, em um contexto mais atual, quando a prática baseada em evidências começa a ser considerada na tomada de decisões no campo da saúde.

Referências bibliográficas

1. Rebelatto JR, Botomé SP. Fisioterapia no Brasil. 2ª ed. Barueri: Manole; 1999. 312 p.
2. Barros FBM. Profissão Fisioterapeuta: história social, legislação, problemas e desafios. Rio de Janeiro: Agbook; 2011. 253 p.
3. Barros FBM. Poliomielite, filantropia e fisioterapia: o nascimento da profissão de fisioterapeuta no Rio de Janeiro dos anos 1950. Cien Saude Colet. 2008;13(3):941-54.
4. Oliveira VRC. A história dos currículos de fisioterapia: a construção de uma identidade profissional. Goiânia: Universidade Católica de Goiás; 2002.
5. Espindola DS, Borenstein MS. Evolução histórica da fisioterapia: da massagem ao reconhecimento profissional (1894-2010). Fisioter Bras. 2011;12(5):389-94.
6. Heap R. Physiotherapy's quest for professional status in Ontario, 1950-80. Can Bull Med Hist. 1995;12(1):69-99.
7. Committee on Professional Education of the American Public Health Association. Proposed report on educational and experience qualifications of physical therapists in public health agencies. Am J Public Health Nations Health. 1954;44(3):372-8.
8. Committee on Professional Education of the American Public Health Association. Educational qualifications of physical therapists in public health agencies. Am J Public Heal Nations Heal. 1966;56(2):322-7.

CAPÍTULO 9

Fisioterapia Científica e Tecnológica – O Conhecimento Fisioterápico

Já ficou bem definido que, no sistema de periodização proposto neste livro, estabelecemos os anos em que a Fisioterapia incorporava um novo valor semântico na sociedade brasileira como marcos temporais. Assim, a partir do ano de 1996, nossa história transita para um novo período: o da Fisioterapia Científica e Tecnológica (Figura 9.1), marcado, então, pela criação do Programa de Mestrado em Fisioterapia na Universidade Federal de São Carlos (UFSCar). Neste momento, os fisioterapeutas começavam a produzir e acumular conhecimento de maneira organizada e institucionalizada por meio do método científico, principalmente advindo de dissertações de mestrados e teses de doutorados com autorias de fisioterapeutas. Nesse mesmo período, presenciamos o fortalecimento da Fisioterapia Baseada em Evidências e a sistematização do conhecimento fisioterápico.

Para formalizar a visão integrada aqui proposta dos períodos da história da Fisioterapia no Brasil, utilizei a Figura 9.1, que abandona o modelo linear no tempo e setoriza os três períodos, delimitando os anos que os compreendem. Essa figura ainda apresenta uma subdivisão em fases e etapas, essencialmente necessárias para descrever o período da Fisioterapia Profissional. Nessa representação não linear do tempo, procurei não deixar a impressão de etapas independentes entre si, mas sim de momentos históricos, aglutinados em blocos integrados que acumulavam os avanços obtidos ao longo dos anos. No último bloco, é apresentado o período da Fisioterapia Científica e Tecnológica, que representa todo o conhecimento fisioterápico produzido e acumulado cujo detalhamento conceitual e histórico será descrito neste capítulo.

A partir de 1996, os fisioterapeutas – pioneiros a iniciar seus respectivos projetos de mestrado no primeiro Programa de Pós-graduação genuinamente na área da Fisioterapia e orientados por fisioterapeutas pesquisadores – começaram um movimento de organização de grupos de pesquisa, liderados por fisioterapeutas doutores pelo Brasil. Favorecidos pela Reestruturação e Expansão das Universidades

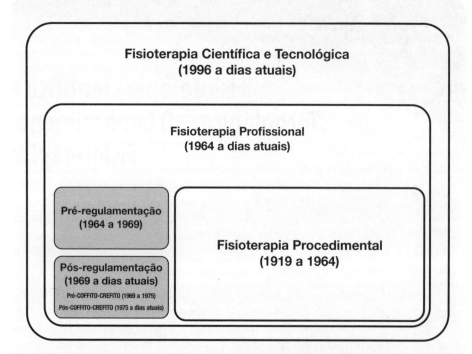

Figura 9.1. Modelo de periodização da história da Fisioterapia no Brasil, com a incorporação semântica do que expressa a Fisioterapia Contemporânea, indicando cada período descrito.
Fonte: Desenvolvida pela autoria.

Federais (REUNI),[a] a partir de 2003, as contribuições desses líderes proporcionaram massa crítica suficiente para propagar a nucleação de grupos de pesquisas e novos programas em Fisioterapia pelo Brasil.

O corpo de docentes pioneiros do Programa de Pós-graduação em Fisioterapia da Universidade Federal de São Carlos (UFSCar), em 1996, foi também pioneiro em desenvolver atividades de pesquisa e desenvolvimento tecnológico, atuando como cientistas na missão de produzir ciência, tecnologia e inovação, determinantes na composição de um conjunto de conhecimentos propriamente fisioterápicos. Como vem sendo esclarecido desde os primeiros capítulos, os significados de procedimento e de profissão não deixaram de ser expressos pelo termo *Fisioterapia* e serão rediscutidos neste capítulo, porém em uma análise mais filosófico-científica e, por conseguinte,

---

[a] Foi instituída pelo Decreto nº 6.096, de 24 de abril de 2007, e é uma das ações que integram o Plano de Desenvolvimento da Educação (PDE), quando começou uma expansão da educação superior por meio do Programa de Apoio a Planos de Reestruturação e Expansão das Universidades Federais (REUNI). Seu principal objetivo foi ampliar o acesso e a permanência na educação superior iniciada em 2003 e concluída em 2012.

Fisioterapia Científica e Tecnológica – O Conhecimento Fisioterápico **103**

não mais regulatória e baseada em normas, visto que adentramos o período em que o rigor do método científico passa a ser considerado nas discussões.

Estabeleceremos algumas bases teóricas para propor uma identidade profissional assumida em um objeto de trabalho, não somente delimitado por documentos regulatórios, mas também com base em um racional – sempre focado em aprimorar o conhecimento até então adquirido da experiência prática dos fisioterapeutas do passado, representada pelos conhecimentos cada vez mais advindos de evidências obtidas por métodos científicos em delineamentos de investigação cada vez mais robustos. Observaremos que a Fisioterapia passa a despontar enquanto campo de conhecimento que compõe, com outras ciências, a grande área das Ciências da Saúde.

Discutiremos, ainda, neste capítulo assuntos que configuram o resultado da soma dos eventos históricos, com seus atos regulatórios, do aprimoramento profissional do fisioterapeuta – ao longo dos anos, com consequente refinamento de suas ações, com habilidades e competências adquiridas também para a pesquisa, e com disponibilidade cada vez maior do conjunto de informações científicas – e de um repertório tecnológico para favorecer um exercício da Fisioterapia Baseada em Evidências.

Com o fortalecimento e a consolidação de uma identidade profissional que expressa agora uma tríade de significados – procedimento-profissão-conhecimento –, finalizaremos este capítulo definindo um objeto de estudo da Fisioterapia enquanto ciência e um objeto de trabalho da Fisioterapia enquanto profissão. Ambos favorecerão a proposição da definição dessa Fisioterapia trina em significado, com potencial para incorporar todo o seu valor semântico adquirido ao longo da história. O exercício filosófico e histórico que precedeu este capítulo foi intencional e essencial para fertilizar a mente dos leitores com imagens e ideias que irão aproximá-los mais ainda da identidade fisioterápica e fisioterapêutica.[b]

Como o propósito deste capítulo é descrever o período da Fisioterapia Científica e Tecnológica buscando referenciais teóricos, históricos, filosóficos e científicos para propor uma definição mais contemporânea da Fisioterapia, é conveniente iniciarmos nossa análise pelas principais propostas de definição da Fisioterapia ao longo de sua evolução no Brasil e no mundo. Felizmente esse trabalho foi feito com maestria anteriormente pela fisioterapeuta e professora Valéria Rodrigues Costa de Oliveira, cuja dissertação de mestrado será nossa referência teórica.[1]

Definições de Fisioterapia ao longo da história

A professora Valéria Rodrigues Costa de Oliveira havia identificado a ambiguidade na caracterização da Fisioterapia, também reconhecendo três valores semânticos em três definições diferentes:

i. O valor de ciência.

ii. O valor de profissão.

iii. O valor de área de estudos.

---

[b] Caso o leitor ainda não tenha reconhecido a diferenciação proposta entre fisioterápico e fisioterapêutico, recomendo revisitar a nota de rodapé "d" do Capítulo 1.

Todos os valores propostos pela professora expressam, de certa maneira, o referencial teórico adotado em nosso sistema de periodização, dando destaque à formação universitária e ao profissional de nível superior, não individualizando em um valor a Fisioterapia enquanto terapia física. Nesse sentido, ainda que incorporados no sistema de periodização proposto neste livro, cada um dos dois primeiros valores estão presentes em um respectivo período da Fisioterapia, e o terceiro se encontra presente em dois períodos. Em outras palavras, o valor de ciência (conhecimento fisioterápico) encontra-se no período da Fisioterapia Científica e Tecnológica; o de profissão (fisioterapeuta), por sua vez, no da Fisioterapia Profissional; e o de área de estudos (formação em Fisioterapia), por fim, nos da Fisioterapia Procedimental e da Fisioterapia Profissional.

Desde o surgimento da Fisioterapia no Brasil, observamo-la como área de estudo dos diplomados pelas primeiras escolas de formação no período da Fisioterapia Procedimental até o período dos fisioterapeutas cientistas e pesquisadores. O valor de área de estudo esteve sempre presente, e o que o sistema de periodização fez foi delimitar essa área de estudo, que encontrou subsídios para ser reconhecida no período da Fisioterapia Científica e Tecnológica a partir de 1996.

As definições analisadas pela professora Valéria, bem como a atual definição disponibilizada pelo Conselho Federal de Fisioterapia e Terapia Ocupacional (COFFITO), foram transcritas no Quadro 9.1 para favorecer a discussão que pretendo fazer. Reparem que, apesar de as definições parecerem estabelecer uma lógica cronologicamente organizada, a definição proposta por Rebelatto e Botomé, em 1999 – na segunda edição do livro *Fisioterapia no Brasil* –,[2] foi a mesma da primeira edição publicada em 1987. Isso torna contemporâneas as definições de Fisioterapia como campo de atuação, conforme proposto pela Resolução COFFITO nº 80/1987.

Voltando à dissertação da professora Valéria, foi interessante constatar um posicionamento com o qual concordo, ao pensar na seguinte afirmação: a Fisioterapia é uma ciência em construção, visto que carece de conexão lógica e de coerência entre o seu objeto de estudo e o seu método de investigação, bem como de um estatuto epistemológico próprio – o que pretendemos iniciar neste capítulo. Entretanto, voltemos às definições destacadas no Quadro 9.1, resgatando alguns elementos da Resolução COFFITO nº 80/1987[3] e da definição da obra de Rebelatto e Botomé que, apesar de datar de 1999, apresenta sua definição de 1987 – contemporânea à da resolução mencionada.

O primeiro ponto de destaque nas definições é o conflito entre elas. Apesar de contemporâneas, divergem entre si, visto que, na Resolução nº 80/1987, a Fisioterapia foi definida enquanto ciência, e para Rebelatto e Botomé, ela não é uma área de conhecimento, mas sim um campo de atuação. Esse fato não me causa estranheza alguma, pois o ano de 1987 se encontra no período da Fisioterapia Profissional, na fase de pós-regulamentação e na etapa pós-COFFITO-CREFITO – em plena definição dos currículos mínimos de formação em um cenário de saúde neoliberalista (flexneriana).

Sob meu ponto de vista, o ano destacado foi um momento de definições e incertezas quanto aos rumos que tomariam as escolas de formação em Fisioterapia dentro do sistema universitário brasileiro. A Lei de Diretrizes e Bases da Educação Nacional (Lei nº 9.394/1996),[5] que seria implementada a partir de 1996, ainda não

Quadro 9.1. Definições de Fisioterapia ao longo dos anos.

Ano de publicação da definição	Definições	Referência
1987	"(...) Fisioterapia é uma ciência aplicada, cujo objeto de estudos é o movimento humano em todas as suas formas de expressão e potencialidades, quer nas suas alterações patológicas, quer nas suas repercussões psíquicas e orgânicas, com objetivos de preservar, manter, desenvolver ou restaurar a integridade de órgão, sistema ou função (...)"	Resolução COFFITO nº 80, de 21 de maio de 1987.[3]
1997	"Fisioterapia é uma profissão da área da saúde, cujo objetivo é a promoção da saúde e da função do corpo humano, pela aplicação da teoria para identificar, avaliar, remediar, ou prevenir disfunções dos movimentos humanos."	Shepard e Jensen (1997).[4]
1999	"Fisioterapia não é uma área de conhecimento, mas um campo de atuação profissional que visa intervir sobre o movimento ou por meio dele em todos os níveis em que possa se apresentar."	Rebelatto e Botomé (1999).[2]
Atual	"Fisioterapia é uma Ciência da Saúde que estuda, previne e trata os distúrbios cinéticos funcionais intercorrentes em órgãos e sistemas do corpo humano, gerados por alterações genéticas, por traumas e por doenças adquiridas. Fundamenta suas ações em mecanismos terapêuticos próprios, sistematizados pelos estudos da Biologia, das ciências morfológicas, fisiológicas, patológicas, bioquímicas, biofísicas, biomecânicas, cinesioterápicas, além das disciplinas sociais e comportamentais."	Definição oficial presente no *site* do COFFITO, que foi consultada no dia 13 de junho de 2021.

tinha claramente estabelecido as "regras do jogo". Creio que a definição de Rebelatto (fisioterapeuta e professor universitário, também pioneiro no programa de pós-graduação em Fisioterapia) e Botomé (psicólogo e professor universitário) atendeu ao rigor científico de análise histórica de conteúdos em documentos regulatórios – marco da Fisioterapia como campo de atuação profissional, não como ciência.

Podemos dividir a definição de Rebelatto e Botomé em dois fragmentos que constituem individualmente unidades de significado em uma análise de conteúdo:

"Fisioterapia não é uma área de conhecimento,
mas um campo de atuação profissional (...)

(...) que visa intervir sobre o movimento ou por meio dele em todos os
níveis em que possa se apresentar."

O primeiro fragmento do texto deixa claro como unidade de significado um valor de profissão da Fisioterapia em detrimento ao valor de ciência, visto que no período considerado não havia objeto de estudo e métodos de investigação bem definidos.

106 História da Fisioterapia no Brasil

Supostamente, os autores adotaram a definição presente nos documentos regulatórios. Por outro lado, no segundo fragmento, a unidade de significado mostra que a Fisioterapia, enquanto campo de atuação profissional, usa a área das ciências do movimento humano (Cinesiologia) para exercer sua atuação profissional. Seu conteúdo expressa claramente o valor profissional que se apropria de ciências cujo objeto de estudo é o movimento humano – uma tendência norte-americana de formação.

A definição do COFFITO de 1987, por sua vez e no mesmo momento histórico situacional, atribuiu à definição de Fisioterapia um valor de ciência aplicada. Todavia, ao definir o objeto de estudo, delimita o movimento humano (Cinesiologia) em todas as suas formas de expressão como área de conhecimento própria dessa ciência aplicada, não se preocupando com o fato de que tal ciência seja de uso e de aplicação pelos seguintes profissionais: terapeuta ocupacional, educador físico, pedagogos e educadores que trabalham com psicomotricidade, e possivelmente outros. Por conseguinte, não delimita um objeto de estudo que poderia ser claramente assumido como conhecimento propriamente fisioterápico, especialmente em um período em que a saúde ainda era bem de mercado e necessitava de limites bem estabelecidos de quais procedimentos seriam privativos do fisioterapeuta ou de outros profissionais.

Fazendo um paralelo para análise de conteúdo – assim como fizemos na definição anterior –, poderíamos encontrar três fragmentos que representam unidades de significado individualizadas na definição do COFFITO de 1987:

> *"Fisioterapia é uma ciência aplicada, (...)*

> *(...) cujo objeto de estudos é o movimento humano em todas as suas formas de expressão e potencialidades, quer nas suas alterações patológicas, quer nas suas repercussões psíquicas e orgânicas, (...)*

> *... com objetivos de preservar, manter, desenvolver ou restaurar a integridade de órgão, sistema ou função."*

No primeiro fragmento, a definição estabelece a Fisioterapia com valor de ciência aplicada, mas para uma ciência que não é exclusiva da Fisioterapia (segundo fragmento), e, ao definir o campo de atuação profissional do fisioterapeuta no terceiro fragmento, mostra claramente a influência do modelo biomédico quando estabelece a intervenção em órgão, sistema ou função (estrutura e função do corpo biológico). Ainda mostra as influências do modelo da história natural da doença – que destaca objetivos em uma fase subclínica (preservar, manter e desenvolver) e na tradicional fase clínica (restaurar). Dadas as devidas correções, o COFFITO, na década de 1980, já propusera uma definição que expressava a compreensão de que os fisioterapeutas possuíam uma área de conhecimento em formação, ainda carente de mais reflexão quanto a seu estatuto epistemológico próprio, como bem definiu a professora Valéria.

Em ambas as definições do fim da década de 1980, também podemos observar o que chamarei de "berço" da incorporação do novo valor semântico, a ser expresso pela Fisioterapia: o valor de ciência que estamos discutindo neste capítulo –

não coincidentemente, em um período histórico e político marcado pela transição da saúde como bem de mercado para a saúde como direito social. Neste período, os fisioterapeutas adentravam as universidades brasileiras para buscar suas formações universitárias e dispunham de todo um arsenal para serem introduzidos à pesquisa – motivados por um fenômeno de aumento na procura, já discutido. Já não é novidade que a maioria da pesquisa brasileira tem origem nas universidades públicas, ainda muito no campo das ciências biológicas e da saúde, dadas as influências do período.

Partindo para a terceira definição que iremos analisar – a norte-americana descrita no livro e Shepard e Jensen –,[4] observamos bastante similaridade com a definição proposta pelos professores Rebelatto e Botomé. Seguindo a mesma fragmentação para análise de conteúdo, temos:

> *"Fisioterapia é uma profissão da área da saúde, (...)*

> *(...) cujo objetivo é a promoção da saúde e da função do corpo humano, (...)*

> *(...) pela aplicação da teoria para identificar, avaliar, remediar, ou prevenir disfunções dos movimentos humanos."*

Para esta análise, convém reforçar que não conseguiremos vinculá-la a nosso sistema de periodização, que é brasileiro. Assim, nossa base se restringe ao modelo de atenção em saúde norte-americano liberalista (saúde como bem de mercado). Partindo da premissa dada, faz todo o sentido uma definição de Fisioterapia como profissão e delimitadora de certo ato privativo para atuar na promoção da saúde, porém no campo da função do corpo humano – em particular a função motora do corpo. Ainda fundamentado em um modelo biomédico e tecnicista, no terceiro fragmento, definiu-se um instrumental de aplicação diagnóstica e terapêutica para intervir nas disfunções do movimento humano. É interessante notar também uma referência à aplicação de teoria (valor de ciência).

Poderíamos continuar analisando inúmeras outras definições, propostas por diferentes pensadores e coletividades de fisioterapeutas. Entretanto, minha única intenção é estabelecer uma análise de conteúdo de definições que precederam o período da Fisioterapia Científica e Tecnológica. À luz do amadurecimento filosófico e intelectual, necessário para se conceber um sistema de periodização, vamos propor uma definição de Fisioterapia que, na minha opinião, incorpora todo o referencial regulatório e teórico aplicado.

Refletindo sobre a definição atualmente disponibilizada pelo COFFITO, percebemos que as definições aqui analisadas não deixam dúvidas quanto ao valor semântico profissional da Fisioterapia, apontando com maior ou menor precisão para ciências que fundamentam o objeto de trabalho do fisioterapeuta como sendo o movimento humano. Partindo, então, para a última definição que será analisada neste capítulo (a mais atual, disponível no *site* do COFFITO), quando a leio, tenho a convicção de ver traduzido em palavras o comportamento que já descrevi em capítulos anteriores, de fisioterapeutas que apreciam a saúde como direito social, porém que praticam a Fisioterapia como bem de mercado.

Fragmentemos a definição em pauta para nossa análise de conteúdo em unidades de significado, em que temos:

"Fisioterapia é uma Ciência da Saúde que estuda,
previne e trata (...)

(...) os distúrbios cinéticos funcionais intercorrentes em órgãos e
sistemas do corpo humano, gerados por alterações genéticas,
por traumas e por doenças adquiridas.

Fundamenta suas ações em mecanismos terapêuticos próprios,
sistematizados pelos estudos da Biologia, das ciências morfológicas,
fisiológicas, patológicas, bioquímicas, biofísicas, biomecânicas,
cinesioterápicas, além das disciplinas sociais e comportamentais."

Iniciaremos nossa análise destacando uma imprecisão logo no primeiro fragmento, quando são atribuídas à Fisioterapia enquanto ciência ações como prevenir e tratar. Ciência não comporta a função de prevenir e tratar, concordam? Na tentativa de incorporar os valores semânticos de ciência (produção de conhecimento) e de assistência (profissão) em uma mesma frase, acabaram por expressar duas incoerências, a saber:

i. A de que uma ciência tem a atribuição de prevenir e tratar, quando na verdade toda ciência detém a função de estudar e produzir conhecimento acerca de um objeto de estudo por meio de métodos próprios de investigação.

ii. A de que a Fisioterapia é uma ciência da saúde, visto que, no máximo, poderia ser uma área de conhecimento (ciência) que compõe as ciências da saúde, e não ser a própria ciência da saúde.

Apesar da incoerência, conseguimos compreender a boa intenção do COFFITO ao definir a Fisioterapia como ciência que estuda e como campo de atuação que previne e trata os distúrbios cinéticos funcionais. Entretanto, ao definir o permeio e a origem dos distúrbios cinéticos funcionais focados na estrutura e na função do corpo, com causas biológicas fundamentadas no modelo de história natural da doença, criou duas situações – ambas também incoerentes, sob meu ponto de vista. São elas:

i. A definição limita o estudo da Fisioterapia enquanto ciência, e a prevenção e o tratamento da Fisioterapia enquanto profissão aos distúrbios cinéticos funcionais com foco no corpo biológico e com origens em doenças e traumas.

ii. A definição considera erroneamente que os distúrbios cinéticos funcionais somente permeiam órgãos e sistemas do corpo humano, descartando fatores não biologicamente determinados (limitação de atividade, restrição de participação e obstáculos no ambiente) e limitando estudos, prevenção e tratamento pelo fisioterapeuta aos distúrbios cinéticos funcionais de origem genética, por traumas e por doenças adquiridas – descartando outras causas (cognitivas, ambientais, sociais, culturais, dentre inúmeras outras).

Gostaria também de aproveitar o ensejo para fazer uma crítica ao uso do qualificador cinético-funcional, limitador da atuação do fisioterapeuta que não necessariamente intervém em contextos exclusivos de movimentação direta do corpo – a exemplo dos fisioterapeutas de distúrbios da pele, de distúrbios do envelhecimento, de cognição, dentre outros, que não são meramente relacionados com o movimento. Minha sugestão ao qualificador seria utilizarmos, em substituição, o adjetivo físico-funcional, que amplia e inclui os aspectos cinéticos e abrange a totalidade de atuação em Fisioterapia para além do cinético.

Também faço uma crítica ao delimitar nas definições um campo de atuação ou de estudo voltado para os distúrbios, pois, sobretudo na atual prática fisioterapêutica e na produção de conhecimento científico e tecnológico de origem fisioterápica, não mais nos restringimos ao trabalho com populações acometidas por doenças e deficiências. Também recomendaria o uso do termo fisioterapêutico para se referir à prática, em menção ao termo *terapêutico*, cujo sinônimo é terapia reservando o adjetivo *fisioterápico* para qualificar outros aspectos que não propriamente terapêuticos, dada a incorporação de significados profissionais e científicos no que expressa o termo *Fisioterapia*.

No último fragmento, os significados procedimentais e profissionais são ressaltados ao considerar que a Fisioterapia fundamenta suas ações em mecanismos terapêuticos próprios – novamente aqui cometendo uma incoerência ao limitar, dentre os mecanismos próprios da Fisioterapia, os terapêuticos, não incluindo os profiláticos nem os diagnósticos e assistivos. No mais, essa definição segue fortalecendo um modelo biomédico, enraizado nas ciências biológicas e da saúde, com uma tímida menção às disciplinas comportamentais e sociais. Em última análise, concluo que precisamos mais adequadamente teorizar a Fisioterapia em busca de concepções e definições que possam melhor traduzir o historicamente já conquistado e incorporado ao que expressa o valor semântico da Fisioterapia atual no Brasil.

Vocês se lembram da teoria da Fisioterapia mencionada desde a Apresentação deste livro? Pois bem, chegou o momento de encararmos o desafio de propor – mesmo que minimamente – uma teoria de qual seria a conexão lógica da ciência Fisioterapia com a profissão fisioterapeuta e com a prática da terapia física, estabelecendo um objeto de estudo em coerência com os métodos de investigação necessários para o estudo deste objeto. Na tentativa de propor uma definição mais coerente e intimamente relacionada com todo o exercício histórico, filosófico, teórico e epistemológico, trabalhado ao longo dos anos como professor da disciplina Fundamentos de Fisioterapia e refletido no amadurecimento da redação deste livro, propus, em 2008, uma primeira definição – lapidada em parceria com os estudantes que cursaram a disciplina nos anos subsequentes. O fragmento a seguir apresenta essa definição com as modificações oriundas deste trabalho conjunto ao longo de todos os semestres em que a disciplina foi ministrada para os calouros desde a criação do curso na Universidade de Brasília.

*"FISIOTERAPIA do **século XXI**, no **Brasil**, é uma **formação universitária** que transmite, produz e desenvolve conhecimentos, tecnologias e inovação – aprimorando o **conhecimento fisioterápico** e materializando o **saber fisioterapêutico** – para formar **profissionais fisioterapeutas** competentes e habilitados na aplicação da **terapia física**.*

110 História da Fisioterapia no Brasil

*Esta Fisioterapia trina[c] atua para fins de promoção, manutenção e restauração de um **estado de saúde mais próximo do completo bem-estar** de indivíduos e populações, transformando **ambientes** em favorecedores do estado de saúde por meio de **intervenções de múltiplas complexidades** (atenção básica e de mais altas complexidades), independentemente das **diferentes condições de saúde** e **não restrita** ao processo de reabilitação."*

Analisando o conteúdo da definição proposta no amadurecimento histórico e conceitual da Fisioterapia, percebam os grifos (em negrito) usados para melhor esclarecer minhas intenções. Os dois primeiros fazem referência ao tempo e espaço em que a definição foi formulada, considerando o caráter dinâmico dos significados adquiridos pela Fisioterapia ao longo do tempo e respeitando as diferenças e similaridades de onde ela se desenvolveu. Faz-se mister observar que outras definições existiram e hão de existir, ou até mesmo coexistir, no espaço e tempo da humanidade. Recomendo também que a definição supracitada não se limite a ela mesma e seja repensada ao longo dos anos por meio de uma análise reflexiva dos documentos regulatórios e das evidências científicas de todas as áreas do saber humano. Faço esse exercício com meus estudantes calouros no curso de Fisioterapia todo semestre, atualizando nossa definição periodicamente. A última atualização que resultou na definição aqui apresentada foi forjada por um esforço conjunto com os estudantes que cursaram a disciplina Fundamentos de Fisioterapia no segundo semestre de 2020.

Continuando a análise de conteúdo textual, o terceiro grifo destaca o termo adjetivado *formação universitária* fazendo referência ao sistema educacional de nível superior. A formação universitária garante o bônus de também promover habilidades e competências para a pesquisa, para o desenvolvimento tecnológico e para a inovação. Como consequência direta, além de transmitir os "saberes fisioterapêuticos" e produzir "conhecimento fisioterápico" (espero que o leitor já esteja atento às nuances propostas para diferenciar fisioterapêutico de fisioterápico), promove um caráter produtor e de desenvolvimento inerente a qualquer ciência.

Seguem, na definição, grifos para o valor semântico profissional que caracteriza um trabalhador fisioterapeuta – competente e habilitado (conceitos advindos das diretrizes curriculares nacionais) para a aplicação da terapia física (valor semântico não perdido ao longo do tempo). Nos grifos subsequentes, a referência ao "estado de saúde", independentemente da "condição de saúde", revela as influências do modelo biopsicossocial também presentes na definição de completo bem-estar atribuído à saúde – incluindo o ambiente, a intervenção em diferentes níveis de complexidade e a relevância do posto no modelo técnico-assistencial contra-hegemônico. Por fim, reforça o fato de que a ação fisioterapêutica não está limitada ao indivíduo, mas ampliada à população e não restrita ao processo de reabilitação.

Ainda que a evolução histórica por si só e o esforço de poucos autores conduzam reflexões que nos permitem reconhecer o significado trino da Fisioterapia mais atual

---

[c] O adjetivo *trina* faz referência aos três significados incorporados ao valor da Fisioterapia adquirido ao longo dos anos.

praticada no Brasil (procedimento-profissão-ciência), a terapia física ainda carrega a identidade profissional mais marcante e presente na sociedade de modo geral – motivo pelo qual iremos classificá-la no Capítulo 11. Sugiro, porém, descobrirmos antes um pouco mais da saúde baseada em evidências no recorte que nos interessa: o da Fisioterapia Baseada em Evidências. Dessa maneira, no Capítulo 10, conceituarei o nível de evidência e recomendação para apontar o valor da evidência científica no processo de aprimoramento, modernização e acreditação aos saberes e fazeres em Fisioterapia, em uma identidade que nos permita ser fisioterapeutas reconhecidos não somente pela aplicação dos procedimentos, mas também pela aplicação no âmbito de nossa atuação ao progresso científico e tecnológico incorporado diariamente à Fisioterapia.

Referências bibliográficas

1. Oliveira VRC. A história dos currículos de fisioterapia: a construção de uma identidade profissional. Goiânia: Universidade Católica de Goiás; 2002.
2. Rebelatto JR, Botomé SP. Fisioterapia no Brasil. 2ª ed. Barueri: Manole; 1999. 312 p.
3. Resolução COFFITO nº 80, de 21 de maio de 1987. Disponível na Internet: https://www.coffito.gov.br/nsite/?p=2838 (22 jul. 2021).
4. Shepard KF, Jensen GM. Handbook of teaching for physical therapists. Newton: Butterworth-Heinemann; 1997.
5. Presidência da República do Brasil. Lei de Diretrizes e Bases da Educação Nacional. 1996. p. 53-60. Disponível na Internet: http://www.planalto.gov.br/ccivil_03/leis/l9394.htm (23 jul. 2021).

CAPÍTULO 10

Fisioterapia Baseada em Evidências – A Definição de Nosso Objeto de Estudo

Vivemos um cenário de franco avanço científico e tecnológico, permissivo à incorporação de soluções inovadoras que se somam ao instrumental, às habilidades e às competências fisioterapêuticas existentes. Além disso, novas reflexões e formulações de hipóteses e teorias contribuem para uma identidade cada vez mais concreta dos saberes e fazeres do fisioterapeuta, favorecendo o aprimoramento não apenas do instrumental fisioterapêutico, como também do objeto de trabalho do fisioterapeuta – à luz dos avanços científicos em torno do objeto de estudo da Fisioterapia. Embora a Fisioterapia Baseada em Evidências promova a efetividade da intervenção fisioterapêutica, os fazeres e saberes de uma profissão que assume *status* de ciência precisam ser repassados à sociedade, considerando as prioridades sociais em saúde. O fisioterapeuta contemporâneo precisa também exercer suas atribuições dentro dos contextos e das necessidades sociais, visando estabelecer uma Fisioterapia também baseada em prioridades sociais – na maioria das vezes reconhecida nas evidências científicas.

Por exemplo, condições determinadas pelo estilo de vida de indivíduos e populações – incluindo doenças isquêmicas cardíacas e cerebrovasculares, hipertensão, diabetes, obesidade, câncer e condições relacionadas ao tabagismo – são pandêmicas e observadas tanto no Brasil como no mundo, com uma estimativa de permanência ao longo de todo o século XXI. Enquanto procedimento, profissão ou ciência, a Fisioterapia deve orientar esforços contributivos para promover estilos de vida cada vez mais saudáveis, combatendo e revertendo a tendência das condições pandêmicas que afetam o mundo. No ano de 2020, a humanidade foi surpreendida pela contaminação devastadora do coronavírus, resultando em altíssimos índices de mortalidade decorrentes da Covid-19[1] e impulsionando esforços de toda a ciência para o enfrentamento da situação pandêmica atual.[2] Em particular, no que tange à produção de conhecimento fisioterápico, pude presenciar colegas constatando evidências da efetividade da assistência remota (telessaúde ou telemedicina),[3,4] da possibilidade de diminuir o tempo de permanência em ventilação mecânica quando se associava eletroterapia à terapia intensiva,[5-9] da educação social quanto a etiqueta respiratória e uso de equipamentos de proteção individual,[9] dentre tantas outras contribuições dos pesquisadores e cientistas fisioterapeutas[10] que se reconhecem na Fisioterapia trina aqui relatada.

No entanto, o que seria uma prática baseada em evidências? Iniciada na Medicina, a dita Medicina Baseada em Evidências configurou-se como um movimento dos profissionais médicos que passaram a exercer suas práticas e sua tomada de decisões fundamentados na evidência mais forte de eficiência e eficácia, encontradas por meio do método científico. Informações obtidas da Wikipédia[a] afirmam que um dos criadores da prática baseada em evidências foi o professor Achie Cochrane, cujo sobrenome atualmente está associado ao maior banco de dados de revisões sistemáticas conhecido mundialmente. Críticos desse movimento preconizam que, de certo modo, todo profissional da saúde fundamenta sua prática e toma suas decisões em alguma forma de evidência, acrescentando que essa prática não encontra respaldo suficiente em publicações científicas, capazes ou não de refletir os resultados para toda a variedade de condições da rotina de atendimentos e intervenções, em que os profissionais de saúde necessitam decidir sobre o que aplicar e qual tratamento adotar. Contudo, salvo os apontamentos da crítica, a prática baseada em evidências tem cada vez mais agregado adeptos e obtido respeito nos diferentes campos de atuação.

Em 2005, as fisioterapeutas, professoras e pesquisadoras Amélia Pasqual Marques e Maria Stella Peccin[11] já reconheciam que, por muitos anos, a atuação em Fisioterapia baseou-se em livros de reabilitação importados e traduzidos para o português, cuja principal característica era descrever protocolos de aplicação prontos que dispensavam a necessidade de reflexão para a tomada de decisão. Principalmente no período da Fisioterapia Procedimental, além dos protocolos "pré-fabricados", muitas técnicas norte-americanas e europeias foram importadas e até hoje são consagradas (Bobath, Kabat, Klapp, Bad Ragaz, McConnell, Halliwick, McKenzie, Mulligan e outras tantas). Todos os protocolos e as técnicas de aplicação tinham uma única fundamentação e evidência: a experiência pessoal de seus idealizadores.

Ainda muito presentes no período da Fisioterapia Profissional, os métodos e as técnicas continuaram a se propagar, mas começaram a ser questionados no período da Fisioterapia Científica e Tecnológica – notadamente a partir do momento que muitos fisioterapeutas começaram a se interessar por cursos de mestrado e doutorado pelo país e, em suas pesquisas, investigaram os efeitos desses métodos e técnicas. No contexto histórico em que escolas de formação começam a perder espaço para os cursos de Fisioterapia ofertados em faculdades, centros universitários e universidades, cada vez mais os fisioterapeutas em formação passaram a ter contato com o método científico e a aderir às tendências mundiais da prática baseada em evidências.

Em "Carta ao editor" da *Revista Brasileira de Fisioterapia*,[12] Filippin e Wagner fundamentam a adesão ao movimento da prática baseada em evidências na demanda por qualidade máxima do cuidado em saúde, combinada com a necessidade de uso racional de recursos tanto públicos quanto privados. Em outras palavras, a carta ressaltava a importância de identificar a melhor evidência disponível, proveniente de investigação científica e sistemática com a melhor relação custo-benefício.

---

[a] Trata-se da enciclopédia livre mais famosa da atualidade, resultado de um projeto de enciclopédia colaborativa, universal e multilíngue estabelecido na Internet sobre o princípio *wiki* (coleção de documentos que permitem que os textos sejam editados coletivamente), com o propósito de fornecer um conteúdo livre, objetivo e verificável, que todos possam editar e melhorar.

Fisioterapia Baseada em Evidências – A Definição de Nosso Objeto de Estudo **115**

A primeira revista científica periódica especializada em publicar evidências de interesse da Fisioterapia iniciou-se com a formação da Associação Americana de Fisioterapia (American Physical Therapy Association), protagonizada pela fisioterapeuta Mary McMillan, que proporcionou o ganho de legitimidade da Fisioterapia por todo o mundo. No momento da redação deste livro, já dispomos de inúmeras revistas científicas com publicações periódicas em Fisioterapia – campo de saber continuamente desafiado a fornecer melhores evidências da contribuição do fisioterapeuta para a saúde. A Confederação Mundial para a Fisioterapia (World Confederation for Physical Therapy – WCPT) promove um evento bianual que reúne fisioterapeutas do mundo todo em iniciativas para fortalecer as evidências da prática fisioterapêutica. Entretanto, como e onde buscar as evidências científicas ainda não é trivial a todo fisioterapeuta.

Para favorecer esse processo de familiaridade com a busca de evidências científicas, comecemos pela própria definição de evidência científica: conjunto de elementos utilizados para suportar a confirmação ou a negação de determinada teoria ou hipótese científica, elaborada em um racional, para solucionar uma questão fisioterapêutica de interesse. Para que haja uma boa evidência científica, é necessário que exista uma pergunta a ser respondida por meio do método de investigação científico, permitindo uma análise crítica dos resultados obtidos, no sentido de diminuir as incertezas que originaram a pergunta.

Para saber se já foi respondida, o profissional precisa consultar um banco de dados que indexe publicações científicas periódicas. Na inexistência de informação identificada nos bancos de dados para responder ao questionamento, é preciso, então, delinear uma pesquisa, obter os resultados e publicá-los segundo o rigor científico. Percebam que, até então, conseguimos responder a primeira questão: como e onde buscar as melhores evidências? Em publicações ou em pesquisas!

Neste capítulo, não é minha intenção discorrer sobre a Fisioterapia Baseada em Evidências, mas sim introduzi-la ao principal leitor-alvo (provavelmente o estudante iniciante em cursos de Fisioterapia pelo Brasil) no sentido de tentar definir o objeto de estudo, uma vez que reconheço que a Fisioterapia também assumiu o papel de ciência. Então, para construirmos o objeto de estudo da ciência Fisioterapia, ou seja, para produção do conhecimento fisioterápico, precisamos reconhecer que melhoras em serviços e contribuições prestados pela Fisioterapia dependem das competências e habilidades do fisioterapeuta em identificar processos de tratamento baseados em evidências. Estes devem garantir ou pelo menos minimizar a inexistência de quaisquer incertezas relacionadas com os melhores desfechos, promovidos pelo resultado da intervenção fisioterapêutica para uma ampla variedade de necessidades na promoção da saúde.

Essas necessidades físico-funcionais podem estar direcionadas pela dinâmica do estado de saúde individual e populacional nas distintas fases do ciclo de vida humano, em um raciocínio do início para o término da vida por mim compreendido em oito fases, a saber:

    i. A saúde sexual e reprodutiva.

    ii. A saúde na gestação e no parto.

    iii. A saúde materno-infantil.

116 História da Fisioterapia no Brasil

iv. A saúde neonatal.

v. A saúde na infância e na adolescência.

vi. A saúde na vida adulta: da mulher, do homem e do trabalhador.

vii. A saúde no envelhecimento.

viii. A saúde na proximidade da morte (cuidados paliativos).

Essas necessidades também podem ser direcionadas pelos aspectos de funcionamento dos distintos sistemas orgânicos, que constituem um indivíduo em sua dimensão biológica, ou seja:

i. A saúde neurofuncional sensório-motora, cognitiva e autonômica.

ii. A saúde nas funções osteomioarticular axial e apendicular.

iii. A saúde metabólica, cardiovascular e pneumofuncional.

iv. A saúde urogenital e ginecofuncional.

v. A saúde dermatofuncional.

Ainda segundo as características do Sistema Único de Saúde (SUS), as intervenções em Fisioterapia podem ser direcionadas pelos níveis de atenção em saúde, estabelecendo-se:

i. A Fisioterapia na atenção básica.

ii. A Fisioterapia na atenção de média complexidade.

iii. A Fisioterapia na atenção de alta complexidade, tanto no suporte básico de vida (hospitalar) como na retomada da funcionalidade humana (processo de reabilitação).

Pelos níveis de atenção em saúde, o fisioterapeuta atuaria com as devidas tecnologias leves, leve-duras e duras nos ambientes hospitalares, ambulatoriais e domiciliares, com vistas ao fortalecimento da promoção de hábitos saudáveis, às prevenções primária (doenças) e secundária (agravos) e à desospitalização ou prevenção de reospitalização, com ações interdisciplinares em equipes multiprofissionais.

Ao definirmos cenários de estudo nos ciclos da vida humana para a Fisioterapia – em uma proposta de intervenção pelos diferentes sistemas orgânicos constituintes da estrutura e das funções do corpo humano e em níveis de atenção prestados pela atual política de saúde brasileira –, conseguimos ampliar a abrangência dos conhecimentos em áreas de concentração acerca do objeto de estudo da Fisioterapia. Nesse caso, as problemáticas e hipóteses precisam ser investigadas por meio de estudos dos mais diversos delineamentos de pesquisa em saúde, respondendo a perguntas científicas e ampliando as possibilidades de tomada de decisão baseada em evidências científicas. Assim, todo o conhecimento produzido norteia a elaboração de propostas de intervenção mais adequadas para determinada fase do ciclo da vida, com vistas à promoção da saúde físico-funcional de um ou mais sistemas orgânicos e suas repercussões na atividade e na participação humana – em um nível de atenção em saúde considerado nos ambientes hospitalares, ambulatoriais e domiciliares.

Traçado o panorama contextual de possibilidades de produção de evidências para basear cientificamente a Fisioterapia, qual seria, então, o objeto de estudo da ciência Fisioterapia? Em minha opinião, nosso objeto de estudo é a funcionalidade humana, diretamente influenciada pela interação com agentes físicos (matéria e energia) em modalidades de aplicação diagnóstica, profilática, terapêutica e assistiva não invasiva com repercussões na atividade e na participação individual e coletiva influenciadas pelo ambiente.

Uma vez determinado o objeto de estudo, para confirmar o *status* de ciência da Fisioterapia, precisaríamos definir os métodos de investigação, compartilhados com outras ciências e sabidamente reunidos em uma biblioteca virtual para reportar métodos de pesquisa em saúde – acessada pelo seguinte endereço eletrônico: <https://www.equator-network.org/>. Nesse *site*, qualquer fisioterapeuta pode encontrar recomendações e diretrizes de como delinear uma investigação para responder questões científicas e pertinentes à tomada de decisões em questões de interesse da Fisioterapia.

Finalizamos, então, nossa reflexão, em que identificamos e reconhecemos a Fisioterapia enquanto procedimento (terapia física), profissão (fisioterapeuta) e ciência (conhecimento fisioterápico), restando ainda uma descrição um pouco mais clássica da terapia física, classificada por agente físico principal ou por efeito físico gerado. Essa descrição também identifica o instrumental diagnóstico, o terapêutico-profilático e o assistivo, principalmente aplicados pelo fisioterapeuta no Capítulo 11. No Capítulo 12, apresentarei como nós da Universidade de Brasília (UnB) optamos por formar fisioterapeutas no contexto apresentado nesta obra.

Referências bibliográficas

1. Guan WJ, Ni ZY, Hu Y, Liang WH, Ou CQ, He JX et al. Clinical characteristics of coronavirus disease 2019 in China. N Engl J Med. 2020.
2. Wilder-Smith A, Freedman DO. Isolation, quarantine, social distancing and community containment: pivotal role for old-style public health measures in the novel coronavirus (2019-nCoV) outbreak. 2020.
3. Cottrell MA, Hill AJ, O'Leary SP, Raymer ME, Russell TG. Service provider perceptions of telerehabilitation as an additional service delivery option within an Australian neurosurgical and orthopaedic physiotherapy screening clinic: A qualitative study. Musculoskelet Sci Pract. 2017;32:7-16. Disponível na Internet: http://dx.doi.org/10.1016/j.msksp.2017.07.008 (22 jul. 2021).
4. Lambert TE, Harvey LA, Avdalis C, Chen LW, Jeyalingam S, Pratt CA et al. An app with remote support achieves better adherence to home exercise programs than paper handouts in people with musculoskeletal conditions: a randomised trial. J Physiother. 2017;63(3):161-7.
5. Lacomis D. Electrophysiology of neuromuscular disorders in critical illness. Muscle Nerve. 2013;47(3): 452-63.
6. Nakamura K, Kihata A, Naraba H, Kanda N, Takahashi Y, Sonoo T et al. Efficacy of belt electrode skeletal muscle electrical stimulation on reducing the rate of muscle volume loss in critically ill patients: A randomized controlled trial. J Rehabil Med. 2019;51(9):705-11.
7. Latronico N, Bolton CF. Critical illness polyneuropathy and myopathy: a major cause of muscle weakness and paralysis. Lancet Neurol. 2011;10(10):931-41.
8. Santos FV, Cipriano G, Vieira L, Güntzel Chiappa AM, Cipriano GBF, Vieira P et al. Neuromuscular electrical stimulation combined with exercise decreases duration of mechanical ventilation in ICU patients: A randomized controlled trial. Physiother Theory Pr. 2018;1-9.
9. Fachin-Martins E, da Silva PE, Mateus SRM, Martins HR. Potencial de um dispositivo inovador ativar e monitorar estimulação elétrica neuromuscular para diminuir tempo de ventilação mecânica no enfrenta-

mento da COVID-19. In: Duarte AG, Avila CFD (eds.). A COVID-19 no Brasil: ciência, inovação tecnológica e políticas públicas. Curitiba: Editora CRV; 2020:191-216.

10. Duarte AG, Avila CFD (eds.). A COVID-19 no Brasil: ciência, inovação tecnológica e políticas públicas. Curitiba: Editora CRV; 2020. 394 p.

11. Marques AP, Peccin MS. Pesquisa em fisioterapia: a prática baseada em evidências e modelos de estudos. Fisioter e Pesqui. 2005;11(1):43-8. Disponível na Internet: https://www.revistas.usp.br/fpusp/article/view/76382 (22 jul. 2021).

12. Filippin LI, Wagner MB. Carta ao Editor. Fisioterapia baseada em evidência: uma nova perspectiva/Evidence based Physical Therapy: a new perspective. Rev Bras Fisioter. 2008;1212(55):432432-3. Disponível na Internet: http://www.scielo.br/pdf/rbfis/v12n5/a14v12n5.pdf (22 jul. 2021).

CAPÍTULO 11

Classificação da Terapia Física e do Instrumental Fisioterapêutico

Por todos esses anos e nos três períodos da história da Fisioterapia no Brasil que propomos nesta obra, a Fisioterapia tem sido classificada por seu valor terapêutico em modalidades de terapia física que informam, no nome, a natureza do agente físico aplicado. Na literatura clássica sobre terapia física e reabilitação, a exemplo do livro do professor e fisiatra Sergio Lianza[1] e mesmo em publicações mais atuais, como o livro do professor norte-americano William E. Prentice, traduzido para o português,[2] capítulos inteiros são destinados a classificar a terapia física, introduzindo para cada modalidade uma sequência de informações, que incluem:

i. caracterização da modalidade de terapia física – em alguns casos, dividida em submodalidades, a depender da forma de aplicação ou do efeito alcançado;
ii. efeitos e/ou reações produzidos na interação do agente com os tecidos do corpo, alvo da aplicação da terapia física em questão;
iii. indicações e contraindicações da modalidade de terapia física;
iv. técnicas de aplicação.

Normalmente, livros como o do professor Lianza também abordam métodos e técnicas de avaliação da incapacidade – tratados neste livro como avaliação física-funcional –, bem como discussões sobre uso e aplicação de dispositivos como órteses e próteses – atualmente parte de um conjunto de produtos para assistência de longa permanência, conhecidos como Tecnologia Assistiva. Em seguida, abordam a fisiopatologia e o tratamento dos principais grupos de doenças e incapacidades de origens ortopédica, traumatológica, neurológica, reumatológica, cardiorrespiratória e oncológica – quase sempre nessa ordem –, que parecem expressar uma sequência estabelecida pela contingência de atendimentos na prática clínica da reabilitação no Brasil e no mundo. Ao fim, ilustram, com maior detalhamento, o manejo de condições comuns à maioria das intercorrências tratadas na reabilitação: dor, processos inflamatórios, síndrome do imobilismo, fraquezas/paralisias musculares, desnervações, processos degenerativos e perdas do controle motor, do condicionamento físico e da independência e autonomia de vida.

Se procurarmos por obras clássicas das escolas de formação para fisioterapeutas, encontraremos muitos livros canadenses e norte-americanos, a exemplo do livro dos professores Susan O'Sullivan e Thomas Schimtz,[3] um verdadeiro tratado de medicina física e reabilitação, bastante semelhante à obra do professor Lianza, cujos primeiros capítulos se destinam ao treinamento de métodos e técnicas de avaliação, seguidos por orientações de protocolos de tratamento para as condições de incapacidade mais comumente tratadas em centros de reabilitação. Os exemplos citados – classicamente empregados até os dias de hoje nas escolas de formação de fisioterapeutas – expressam o modelo de formação biomédico influenciado pelo modelo de atenção hegemônico à saúde. Reforço que esse modelo influenciou o nascimento da Fisioterapia, principalmente no período de transição da Fisioterapia Procedimental para a Fisioterapia Profissional no Brasil.

Isso não significa que devemos negligenciar essa maneira de ensinar e aprender, visto que, conforme discutimos em capítulos anteriores, o valor semântico de procedimento e instrumento para tratamento não foi perdido, motivo pelo qual dedicamos este capítulo a apresentar ao estudante iniciante no curso de Fisioterapia seu arsenal de trabalho do passado, porém atualizado e com foco na ação dos agentes físicos sobre a estrutura e função do corpo. A diferença reside em nossa proposta de introdução do instrumental de trabalho do fisioterapeuta, pois não nos limitaremos ao arsenal terapêutico de quando surgiu a tradicional terapia física para a reabilitação. A Fisioterapia atual não se limita a intervir em condições já instaladas de doenças e incapacidades; portanto, proporemos também neste capítulo uma primeira organização do instrumental fisioterapêutico, identificado por finalidade de aplicação em uma organização que inclui:

i.   instrumental diagnóstico (métodos e técnicas de investigação física-funcional);

ii. instrumental de intervenção profilática (agentes físicos utilizados para promover e prevenir a eficiência física-funcional);

iii. instrumental de intervenção terapêutica (a clássica terapia física para cura e restauração, com aplicação direta na estrutura e na função do corpo deficiente, e com repercussões na atividade e participação das pessoas);

iv. instrumental assistivo (com referência aos dispositivos que compõem todas as modalidades de tecnologia assistiva disponíveis para os mais distintos usuários).

Para que o estudante iniciante na formação em fisioterapia internalize essa forma de reconhecimento do instrumental de trabalho, analisaremos, a seguir, imagens de diferentes instrumentos comumente disponíveis na prática do fisioterapeuta contemporâneo.

Comecemos pelo instrumental apresentado na Figura 11.1. Qual(is) classe(s) de instrumentos está(ão) presente(s)? Seriam esses instrumentos diagnósticos? De intervenção profilática ou terapêutica? Seriam instrumentos assistivos? Antes de responder aos questionamentos levantados, quantos instrumentos você consegue perceber na Figura 11.1?

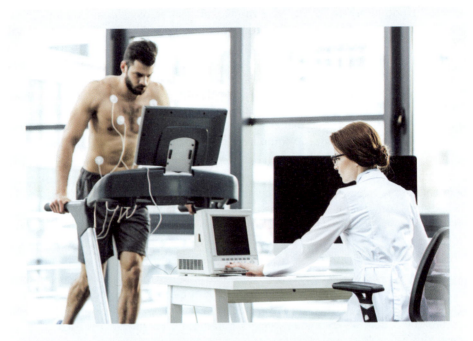

Figura 11.1. Conjunto de instrumentos que poderiam ser empregados pelo fisioterapeuta em sua prática de atuação.
Fonte: Depositphotos.

Considerando que o sistema de monitorização cardíaca seria um único dispositivo formado por sua central de processamento (um computador), pelo monitor e pelos eletrodos com seus respectivos cabos, conseguiremos contar dois instrumentos na Figura 11.1:

i. O sistema de monitorização cardíaca.
ii. A esteira ergométrica.

Agora, sim, utilizando as propostas de classificação em instrumental fisioterapêutico para o diagnóstico, de intervenção profilática, de intervenção terapêutica e de uso assistivo, vamos às questões: todos os instrumentos fazem parte de uma mesma classe de organização do instrumental? Existem instrumentos que podem ser utilizados como diagnóstico e como instrumento de intervenção? A resposta correta seria sim e não, e vou tentar explicar o porquê!

Pela mera análise da Figura 11.1, não poderíamos afirmar se a aplicação do procedimento que utiliza dois instrumentos é com finalidade diagnóstica ou de intervenção, mas certamente não é de uso assistivo. O fato é que o mesmo conjunto de instrumentos poderia ser utilizado pelo fisioterapeuta com dois propósitos:

122 História da Fisioterapia no Brasil

diagnóstico ou intervenção. Por esse motivo, analisaremos as duas possibilidades. No caso em que a aplicação do procedimento por meio dos dois instrumentos for diagnóstica, teremos o chamado teste ergométrico de esforço, que, a depender do nível de intensidade de esforço aplicado, poderá ser conduzido pelo fisioterapeuta sozinho ou com a presença obrigatória de um médico cardiologista.[a] Pois bem, a situação suposta configura-se como aplicação de procedimento com finalidade diagnóstica – feita para identificar o nível de condicionamento físico do sujeito, bem como sua resposta cardiovascular ao esforço. Nesse caso, todo o conjunto de instrumentos poderia ser classificado como instrumental diagnóstico.

Entretanto, esse mesmo conjunto de instrumentos poderia ser aplicado em uma proposta de intervenção profilática (para um treinamento de *endurance*[b]) ou terapêutica (para reabilitação cardiovascular de um cardiopata[c]). No exemplo da Figura 11.1, temos: um aparato para o teste ergométrico (aplicação diagnóstica) ou um aparato para aplicação de protocolo de intervenção profilática ou terapêutica. Notem que um mesmo instrumental pode ser classificado de formas diferentes a depender de sua aplicação.

Analisemos, agora, cada um dos dois instrumentos presentes nesse aparato. Temos no sistema de monitorização cardíaca um eletrocardiógrafo (aparelho que registra a atividade elétrica cardíaca), que gera o sinal eletrocardiográfico em um monitor pelo qual se examinam alguns parâmetros da função cardíaca durante um esforço físico crescente, a depender da velocidade e inclinação na movimentação da esteira. Esta última, por sua vez, é o segundo instrumento (no caso ilustrado) e tem a função de aumentar gradativamente o esforço aplicado, seja para fins diagnósticos, seja para fins intervencionistas (profiláticos ou terapêuticos). O acompanhamento do esforço é normalmente monitorado por outros instrumentos (não apresentados na figura) capazes de fazer registro das pressões arteriais sistólica e diastólica,[d] obtidas em um procedimento por meio de esfigmomanômetro[e] e estetoscópio[f].

---

[a] Normalmente, quando é planejado para trabalhar dentro dos limites de segurança (70% do esforço máximo) de aplicação, o teste ergométrico de esforço pode ser realizado pelo fisioterapeuta. Quando esse teste necessita alcançar níveis superiores de aplicação, é necessária sua condução por um médico.

[b] Utilizaremos o termo original em inglês *endurance* para nos referirmos aos exercícios de baixa intensidade a alta frequência de repetição, destinados aos treinamentos de resistência cardiovascular e respiratória. Não empregaremos a tradução do termo como "resistência" para não confundirmos com os exercícios de força que aplicam resistências (cargas) em modalidades caracterizadas por alta intensidade de resistência (carga) e baixa frequência de repetição.

[c] Pessoa com comprometimento da função cardíaca.

[d] A pressão arterial é a razão entre a força exercida pelo fluxo sanguíneo contínuo e a área da superfície interna das paredes do vaso. Essa pressão oscila com o batimento cardíaco e atua da seguinte forma: quando o coração se contrai (sístole), injeta todo o volume de sangue que preenche seus ventrículos e aumenta a pressão arterial média para um pico de pressão que conhecemos como pressão sistólica ou pressão máxima; quando o coração relaxa (diástole), a pressão arterial assume o seu menor valor – essa pressão é conhecida como pressão diastólica ou pressão mínima.

[e] Instrumento constituído por um manguito inflável que forma uma espécie de bracelete – normalmente posicionado ao redor do braço esquerdo – por um manômetro (escala de pressão). Este registra a pressão ao inflar o manguito pelo bombeamento da pera insufladora e por uma válvula, que, quando aberta, permite desinflar o manguito.

[f] Instrumento constituído por um receptor de ondas sonoras que amplifica acusticamente o tamanho das ondas e as transmite pelo tubo transmissor, dividindo-as pelas hastes duplas do estetoscópio para alcançar o pavilhão auditivo do examinador. Este último posiciona as olivas em cada orelha, direita e esquerda.

Classicamente, quando utilizados de modo individual, o sistema de monitorização cardíaca acoplado ao eletromiógrafo e o conjunto formado pelo esfigmomanômetro e pelo estetoscópio são classificados como instrumental diagnóstico. Por sua vez, a esteira ergométrica, quando usada individualmente por uma pessoa sem qualquer doença ou incapacidade diagnosticada, pode ser classificada como instrumental de intervenção profilática; já quando utilizada em protocolo de tratamento definido por um profissional da saúde, passa a ser classificada também como instrumental de intervenção terapêutica.

Analisemos, então, a Figura 11.2, que mostra seis imagens radiográficas de diferentes regiões do corpo humano. O instrumento em pauta é a imagem revelada na radiografia – uma técnica que utiliza raios X para identificar perfis de órgãos internos. Pode ser analisada contra um foco luminoso ou, se o fisioterapeuta tiver disponível em seu ambiente de trabalho, por meio de um negatoscópio.[g] Notem que temos, então, dois instrumentos descritos: a radiografia e o negatoscópio. Como você classificaria os dois?

Claramente, ambos são instrumentos classicamente diagnósticos, revelando imagens úteis de órgãos internos para se confirmarem alterações estruturais. Entretanto, se utilizasse as imagens, cuja visualização é favorecida pelo negatoscópio, para realizar uma intervenção educativa (ensinando posturas antálgicas,[h] favorecendo uma autoimagem corporal, dentre outras), você empregaria um instrumental classicamente diagnóstico com finalidades intervencionistas. Um exemplo claro e muito útil na rotina do fisioterapeuta é apresentar uma imagem da coluna vertebral para mostrar o posicionamento das vértebras quando em diferentes posturas, de modo a ensinar uma pessoa a não sobrecarregar determinadas regiões.

Atualmente, a intervenção fisioterapêutica educativa[i] constitui um instrumental de intervenção profilática e terapêutica muito poderoso na solução de problemas de saúde, ao utilizar diferentes recursos visuais para representar estruturas do corpo, cujo objetivo é ensinar uma pessoa a se posicionar adequadamente. A Figura 11.3 mostra outro instrumento cada vez mais empregado por fisioterapeutas na prática cotidiana: os modelos anatômicos, antes somente reservados aos laboratórios de anatomia, estão cada vez mais presentes nos consultórios de profissionais da saúde. Na atualidade, esses modelos constituem ferramenta essencial em uma intervenção educativa em saúde.

Continuemos nossa reflexão com a análise da Figura 11.4. Pela fotografia, não é possível afirmar se a pessoa idosa usa o dispositivo em casa ou em um centro de atendimento, se para minimizar sobrecargas ou restaurar funções bípedes,[j] ou ainda se para atividades de vida diária, no auxílio de sua função de locomoção. Como você já está treinado a identificar por classes diferentes os instrumentos exemplificados em figuras, não é surpresa reconhecer as diversas classificações que esses instrumentais podem assumir, a depender do contexto de aplicação.

---

[g] Dispositivo que distribui um foco luminoso por meio de uma superfície plana translúcida onde o examinador pode repousar radiografias (negativo) para melhor visualização dos perfis radiográficos.

[h] Postura que minimiza ou alivia dor.

[i] Ou ainda, como discutido na ocasião em que foi apresentado o modelo dos determinantes sociais, a intervenção profilática educativa – profilaxia física.

[j] Todas as funções humanas realizadas sobre os dois pés, notadamente a função de marcha bípede.

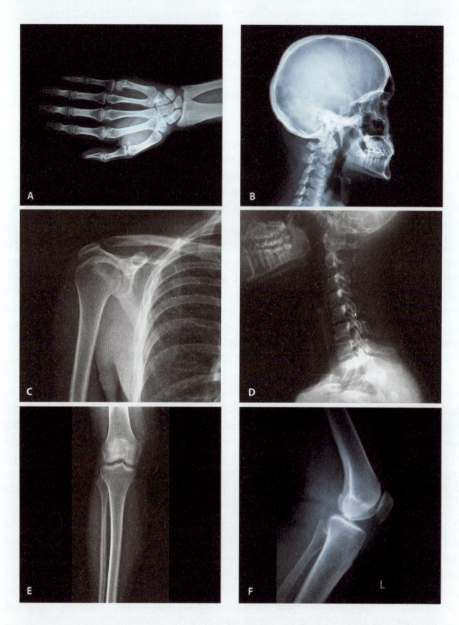

Figura 11.2. Imagens radiográficas de perfis de órgãos em regiões do corpo. **(A)** Região da mão e do punho; **(B)** Região da cabeça; **(C)** Região do ombro; **(D)** Região do pescoço, detalhando as vértebras da coluna cervical; **(E)** Perfil da região de joelho e perna; e **(F)** Outra imagem radiográfica do joelho em vista lateral.
Fonte: Depositphotos.

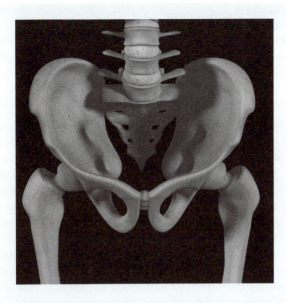

Figura 11.3. Modelo anatômico de um conjunto formado pela porção distal da coluna vertebral e pelos ossos do quadril que compõem a pelve.
Fonte: Depositphotos.

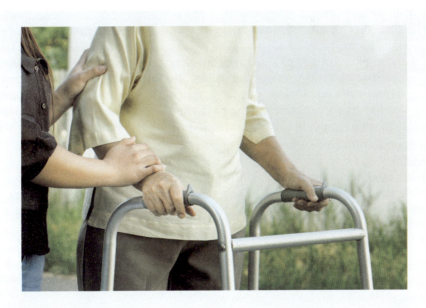

Figura 11.4. Paciente idosa fazendo uso de um andador – dispositivo em diferentes formatos e modelos, cuja característica básica é o auxílio na permanência em pé e durante a marcha.
Fonte: Depositphotos.

Na hipótese de que a senhora da fotografia estivesse em um centro de treinamento para fazer uso do andador prescrito para a prevenção de desgastes articulares no quadril ou joelho, poderíamos supor se tratar de um instrumento para intervenção profilática (prevenção secundária segundo o modelo de história natural da doença). Contudo, se o andador estivesse sendo usado para treiná-la a retomar o ortostatismo[k] e se locomover de forma bípede – uma vez que ela tenha perdido essa função –, poderíamos classificar o dispositivo como de intervenção terapêutica.

Diferentemente dos outros exemplos de instrumentais apresentados, o da Figura 11.4 tem ainda uma característica mais similar ao tipo de dispositivo que desejo usar de exemplo para introduzir outra classe de instrumentos: a de instrumental assistivo (tecnologia assistiva). Percebam que, nos dois treinamentos exemplificados anteriormente – em que o andador é empregado para intervenção, quer profilática quer terapêutica –, o dispositivo é empregado em um protocolo de intervenção. Para exemplificar, enfim, a última classe (instrumental assistivo), se o usuário incorporar o andador a sua rotina de vida, e o dispositivo passar a ser item no ambiente de uso cotidiano no auxílio à mobilidade (atividade e participação), passará também a ser classificado como assistivo (concepção mais reconhecida pelo modelo biopsicossocial). Desse modo, o fisioterapeuta atual tem também à sua disposição um arsenal de produtos assistivos que podem representar dispositivos de apoio e auxílio a inúmeras tarefas comuns à atividade e à participação humana, como na Figura 11.4. Uma variedade de outros dispositivos poderia ser empregada dessa maneira, constituindo, assim, o que conhecemos por produto de assistência de longa permanência (tecnologia assistiva).

A reflexão mais importante que tive a intenção de promover com a classificação do instrumental fisioterapêutico[l] – organizado em diagnóstico, intervencionista de uso profilático, terapêutico e/ou assistivo – foi a de que nem tudo o que o fisioterapeuta emprega no âmbito de sua atuação é necessariamente terapêutico, e nem toda forma de terapia é física. Apesar de carregarmos no nome Fisioterapia o valor semântico terapêutico herdado na origem da Fisioterapia Procedimental, outras formas de terapia fazem parte do processo de reabilitação e não necessariamente são terapia física. Nos dias atuais, não podemos dizer mais que tudo o que o fisioterapeuta usa na própria prática é terapêutico; pode ser também diagnóstico, profilático ou assistivo.

Feita essa reflexão – desencadeada pela classificação do instrumental dito fisioterapêutico quanto a sua finalidade no processo de intervenção –, passo para uma segunda também importante para os estudantes iniciantes nos cursos de Fisioterapia pelo Brasil internalizarem e reconhecerem melhor a atuação do fisioterapeuta. Introduzo, então, a seguinte questão: qualquer palavra que termine com o prefixo "terapia" representa instrumental terapêutico do fisioterapeuta?

Obviamente não. No entanto, a obviedade da questão não invalida a reflexão – essencial para estabelecer paralelos com o uso que cada profissional da saúde faz de recursos profiláticos, terapêuticos e assistivos, bem como com as intersecções

---

[k] Pode ser usado para denominar a postura do corpo quando ereto sobre os dois pés, bem como a influência gravitacional que essa postura exerce sobre o funcionamento dos órgãos do corpo.

[l] Reforçando que, apesar de o nome dar ênfase ao terapêutico da intervenção, o instrumental fisioterapêutico pode também ser fisioprofilático – para intervenção profilática física – e até mesmo fisioassistivo – para assistência de longa permanência. Incluímos ainda, além dos instrumentos de intervenção, os diagnósticos.

na aplicação de determinado instrumental gerado pelo uso compartilhado entre diferentes profissionais de algumas ferramentas. Afinal de contas, discutimos neste livro que a identidade de cada profissional em uma nação como o Brasil – onde a saúde não é bem de mercado, mas sim direito social – não se encerra ou se sustenta em atos privativos de procedimentos. Reforço que o uso que o fisioterapeuta faz de um instrumento no âmbito de sua atuação pode não ser igual na aplicação do mesmo instrumento por outro profissional.

Por conseguinte, a esta altura, espera-se que o leitor já não mais enxergue o fisioterapeuta por meio do instrumento de que predominantemente faz uso, pois muitos deles podem ser compartilhados por diferentes profissionais e com aplicações distintas. Analisemos as imagens da Figura 11.5, que destacam quatro procedimentos terapêuticos, predominantemente aplicados por quatro distintos profissionais da saúde e cuja natureza terapêutica deu origem às suas profissões no período em que a saúde era concebida como bem de mercado.

Se nos voltássemos para as décadas de 1960, 1970 e 1980, quando profissionais exerciam suas profissões fundamentados no modelo hegemônico e liberalista e

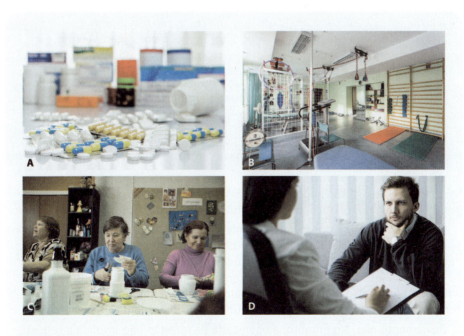

Figura 11.5. Iniciando pela imagem do canto superior esquerdo, observamos: **(A)** Conjunto de fármacos que caracteriza a farmacoterapia; **(B)** Conjunto de dispositivos da tradicional terapia física que caracteriza a fisioterapia do período da Fisioterapia Procedimental; **(C)** Emprego da própria atividade humana, que caracteriza a terapia ocupacional; e **(D)** Terapia comportamental cognitiva, que caracteriza uma forma de aplicação conhecida como psicoterapia.
Fonte: Depositphotos.

quando ganhavam seus rendimentos pela quantidade de procedimentos prestados, pagos pela seguridade social ou pelos próprios usuários de serviços de saúde privados, faria total sentido que as profissões fossem identificadas pelo conjunto de procedimentos que predominantemente aplicam. Isso delimitava claramente o profissional que deveria ser remunerado pelo emprego do procedimento; em algumas nações cuja saúde é fundamentada no sistema liberalista, as profissões ainda são identificadas dessa forma.

Na Figura 11.5, teríamos o farmacêutico, com seus atos privativos para proteger os serviços representados por desenvolvimento, compra, armazenamento e distribuição de fármacos; já os médicos seriam os responsáveis por sua prescrição, dosagem e pelo acompanhamento dos efeitos da aplicação da farmacoterapia – uma forma de terapia fundamentada na natureza química de um agente ativo quando ingerido em sua interação com a estrutura e função do corpo.

Detentor da aplicação da terapia física seria o fisioterapeuta, que aplicaria seus procedimentos sob regulação de um ato privativo capaz de prover a esse profissional a exclusividade de aplicação sob prescrição do médico fisiatra. Este também seria o responsável por acompanhar outros profissionais atuantes no processo de reabilitação, a exemplo do terapeuta ocupacional – profissional cujo ato privativo regularia a atribuição de aplicar a atividade humana como recurso terapêutico. O mesmo fisiatra seria o responsável por indicar a terapia comportamental, cujo exercício profissional seria garantido por ato privativo do psicólogo. Observa-se, portanto, a assistência em saúde fragmentada em especialidades com seus respectivos atos privativos, garantindo a comercialização dos procedimentos aos devidos profissionais.

No entanto, a Constituição Federal de 1988 introduziu a saúde como direito social em um modelo contra-hegemônico. Neste, a assistência integral não é feita de forma fragmentada, possibilitando que todos os profissionais compartilhem procedimentos e ações – o que não os transforma no profissional que predominantemente aplica o procedimento em questão. Eles estariam fazendo uso desse procedimento/instrumento no âmbito de suas atuações, e não atuando como o outro profissional, uma vez que, ao utilizar um instrumento, o profissional está fazendo uso dele para a finalidade que foi treinado a aplicar.

Por exemplo, usar um estetoscópio – principalmente empregado pelo médico – não me faz, enquanto fisioterapeuta, um médico. Isso porque a aplicação do estetoscópio pelo fisioterapeuta será feita no âmbito da atuação dele para identificar regiões com acúmulo de secreção nos pulmões cuja localização favoreceria melhor posicionamento da pessoa a ser tratada, de maneira a utilizar a ação gravitacional para drenar essas secreções pela ramificação brônquica dos pulmões, por exemplo. Outro uso do estetoscópio pelo fisioterapeuta seria o acompanhamento da dinâmica da pressão arterial durante a aplicação de um exercício em um cardiopata, favorecendo o controle da dose de exercício aplicado. Qualquer outro profissional poderia utilizar o estetoscópio, e isso não faria dele médico ou fisioterapeuta. Já observei até colegas engenheiros usando o estetoscópio para acompanhar a propagação do som em diferentes materiais.

Outro exemplo interessante é o fato de o dentista ensinar a escovar os dentes não fazer dele um terapeuta ocupacional, mesmo que utilize uma atividade instrumental de vida diária no âmbito de sua atuação. Empregar terapias comportamentais cognitivas no âmbito de atuação do terapeuta ocupacional também não faz deste um psicólogo, nem mesmo utilizar jogos recreativos em um contexto de atuação próprio da terapia ocupacional faz dele um educador físico. Cada vez mais entendo que é preciso que os profissionais busquem uma identidade fundamentada no âmbito da atuação para a qual foram formados, independentemente do procedimento/instrumento em questão. A identidade profissional deve ser buscada dentro de um objeto/finalidade de trabalho, e não de um conjunto de procedimentos e instrumentos, até porque, como tento teorizar aqui, estes são passíveis de serem compartilhados em diferentes finalidades de atuação no âmbito de cada profissão.

Uma vez esclarecido esse meu ponto de vista, fico agora confortável para classificar a terapia física clássica em categorias por agente físico principal. Reforço que sou totalmente desfavorável a atos privativos – inclusive de fisioterapeutas –, pois não vejo coerência ou vantagem em privatizar exercício de procedimentos em um país que não trata a saúde como bem de mercado – ou pelo menos não deveria tratar. Além disso, tais atos impediriam profissionais qualificados de aplicar instrumentos no âmbito de suas respectivas atuações, e o usuário do serviço de saúde só sairia perdendo com isso.

Na sequência do texto deste capítulo, apesar de eu iniciar uma classificação da terapia física clássica, definindo-a como principal arsenal terapêutico de uso no âmbito da fisioterapia, gostaria de deixar claro o que penso ser um conflito desnecessário e comum sofrido entre colegas fisioterapeutas e terapeutas ocupacionais. Não seria necessário, por exemplo, fazer um indivíduo simular uma atividade de vida diária, como amassar massa de pão, para evitar que o terapeuta ocupacional seja acusado de realizar ato privativo do fisioterapeuta pelo fato de usar cargas convencionais da cinesioterapia para fortalecer músculos das mãos em terapias para reabilitação. Aqui seria justificado o uso da cinesioterapia e, sob meu ponto de vista, é totalmente lícito a ele, visto que a aplicaria no âmbito de sua atuação – mesmo que, na origem procedimental, esse ato fosse considerado privativo do fisioterapeuta responsável pela aplicação da terapia física.

Seguindo a mesma lógica, um fisioterapeuta que tem por finalidade promover a reeducação neuromotora – favorecendo o recrutamento ordenado de músculos para reabilitar determinada atividade e participação humanas – não vai descontextualizar suas estratégias das atividades de vida diária ou instrumentais de vida diária, ou mesmo deixar de treinar uma tecnologia assistiva em um contexto mais realístico apenas porque o terapeuta ocupacional assumiu que simular atividade de vida diária é um ato privativo dele. Todos os exemplos citados são procedimentos aplicados no âmbito da atuação de cada profissional que fará uso adequado do instrumental segundo suas necessidades, habilidades e competências para as quais foi formado em um modelo contra-hegemônico de assistência integral em saúde. Creio que agora estamos prontos para classificar a terapia física clássica. Para começar, gosto muito de pensar que esta é empregada pelo manejo dos quatro elementos fundamentais da composição do universo: a matéria, a energia, o espaço e o tempo.

No que se refere à matéria, o fisioterapeuta é competente e habilitado para interagir com a matéria que constitui a estrutura do corpo da pessoa para a qual ele

130 História da Fisioterapia no Brasil

planeja uma intervenção, bem como interagir com a matéria que forma seus instrumentos de intervenção e o ambiente em que a aplicação da intervenção ocorre pela interação da máquina com o corpo ou pela manipulação gerada por suas próprias mãos com o corpo. Nessa interação, o fisioterapeuta promove a produção ou o consumo de energia, gerando calor, resfriamento, ativação metabólica, reações teciduais e outras formas de interferência no trofismo tecidual – explorando as interações geradas pelos agentes físicos, com a potencialidade de promover capacidades plásticas[m] de todo o sistema biológico. Ele também aplica seus instrumentos de intervenção por meio do reconhecimento do espaço-tempo, quer seja na dosimetria (posição, intensidade, frequência e outros parâmetros de aplicação), quer seja na utilização da anatomia e da biomecânica corporal em procedimentos manuais e exercícios aqui modulados. Acho espetacular, diria até ser estado da arte — a capacitação que nos é dada para manipular agentes físicos – motivo pelo qual a física é uma ciência aliada e deve ser dominada pelo fisioterapeuta.

Assim, claro que a base da nossa intervenção é fundamentada na natureza física do procedimento/instrumental de intervenção clássica – mas não restritamente – empregado pelos fisioterapeutas ao longo da história da Fisioterapia no Brasil, que discuto em praticamente todos os capítulos e sistematizo a seguir em uma organização taxonômica do instrumental de intervenção que compõe o que chamamos neste livro de terapia física – mantendo sua relação semântica com a Fisioterapia enquanto procedimento.

Classificação primária da terapia física

Como nossa intenção nesta seção é identificar as modalidades de terapia física disponíveis para reconhecer o arsenal fisioterapêutico, todos os instrumentos aqui apresentados serão considerados de intervenção terapêutica, mesmo que alguns deles possam ser empregados como instrumental de intervenção profilática (fisioprofilática), assistivo (fisioassistivo) ou até mesmo em contextos de uso diagnóstico.

Na verdade, proporemos duas classificações da terapia física: a primeira fundamentada na natureza do principal elemento físico aplicado (princípio físico ativo) em analogia a medicamentos – que têm um princípio químico ativo em sua composição, explorado terapeuticamente, por mais que haja outras substâncias e até mesmo outros efeitos de sua aplicação. Ao classificarmos as categorias de terapia física, analisaremos o princípio físico ativo da modalidade, por mais que esta possa ser fonte de outras interações físicas em sua composição e possa produzir outros efeitos.

Na segunda forma de classificação, vamos considerar as outras interações físicas possíveis, explorando o potencial que uma modalidade tem de gerar mais de uma interação física – podendo, então, ser classificada em submodalidade de terapia física (classificação secundária).

Antes de iniciarmos nossa classificação primária das modalidades de terapia física, brevemente descreveremos o que é a ciência Física, de maneira a encontrar em sua divisão uma estrutura lógica para a organização taxonômica por princípio

---

[m] Refiro-me à capacidade de ajuste e adaptação teciduais quando o tecido é submetido a um estímulo além do habitual ou lesivo que muda o estado trófico basal.

físico para cada modalidade. A Física, classicamente definida como a ciência que estuda a natureza e seus fenômenos, tem seu objeto de análise observável na exploração das relações dadas pelos elementos do universo que citei: a matéria, a energia e as interações no espaço-tempo. Segundo essa lógica, são exemplos de fenômenos físicos: a produção de força, a ação gravitacional, as trocas de energia entre materiais, o eletromagnetismo, a modificação do estado dos líquidos, o som e sua propagação, as radiações, dentre outras manifestações físicas que podem ser exploradas profilática e terapeuticamente pelos fisioterapeutas. O espaço-tempo, na forma em que o fisioterapeuta explora os fenômenos físicos, constitui elemento fundamental na dosimetria do agente físico explorado. Estabelecidas as bases, iniciemos com a classificação primária da terapia física.

Cinesioterapia

Talvez a forma mais elementar de aplicação terapêutica por meio de fenômenos físicos na origem da Fisioterapia tenha se dado pela interação da produção de força e da exploração da ação gravitacional no corpo humano em movimentos. Ao explorá-los como forma de terapia, reconhecemos a modalidade fisioterapêutica que constitui o principal arsenal praticado pelo fisioterapeuta e pelos primeiros terapeutas dos serviços de reabilitação europeus, descritos por alguns como a "coluna vertebral" do curso de Fisioterapia: a cinesioterapia (Figura 11.6).

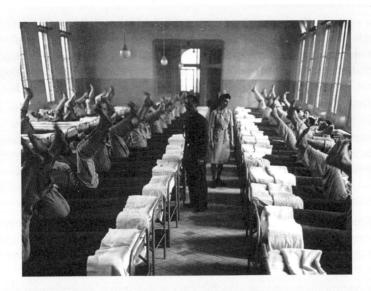

Figura 11.6. Aplicação de cinesioterapia: o uso terapêutico do movimento era comumente aplicado pela enfermeira britânica Florence Nightingale, pioneira no tratamento de feridos da Guerra da Crimeia.
Fonte: Florence Nightingale Museum.

Essencialmente firmada na apresentação de exercício terapêutico, a cinesioterapia foi definida como a modalidade de terapia física que explora as energias cinética (trabalho) e potencial (gravitacional e elástica) em atividade física e em exercícios cujos deslocamentos do corpo (cinemática) e produção de forças (cinética) são o princípio físico ativo da intervenção. Sua aplicação promove deslocamento no espaço-tempo do eixo e dos segmentos do corpo (osteocinemática[n]).

O fisioterapeuta que deseja se aprofundar nas possibilidades de aplicação da cinesioterapia necessita aprender, principalmente, a explorar as vantagens mecânicas advindas dos sistemas de alavancas (interfixa, interpotente e inter-resistente), dos tipos de contração muscular (isométrica, isotônica concêntrica e excêntrica, bem como isocinéticas) e dos principais tipos de execução do exercício terapêutico (passivo, ativo--assistido, ativo-livre e ativo-resistido). Estes últimos podem ainda ser aplicados em uma articulação isolada ou em conjunto articular em cadeia cinética aberta ou fechada.

As vantagens mecânicas podem ser exploradas em protocolos de intervenção mais voltados ao treinamento de propriedades musculares (força, potência e resistência muscular ou *endurance*) para a reeducação neuromuscular (recrutamento muscular por meio da voluntariedade associada aos mecanismos de reação e automatismo e aos circuitos reflexos de facilitação e inibição presentes na integração sináptica); para adaptações estruturais e funcionais osteomioarticulares por meio de alongamentos; e para outras estratégias genuinamente cinesioterapêuticas, discutidas ao longo da formação do fisioterapeuta.

Massoterapia (terapias manuais)

Ainda explorando a produção de força como princípio físico ativo, encontramos a modalidade das terapias manuais. Reconhecida também como massoterapia (Figura 11.7), explora principalmente as energias cinética e térmica transmitidas pelo deslocamento articular (artrocinemática[o]) e pela manipulação dos tecidos moles por meio de técnicas da tradicional massagem clássica, como deslizamento, fricção, vibração, pressão, amassamento, tapotagem, percussão, dedilhamento, liberações fasciais,[p] trações e compressões.

A massoterapia compreende um conjunto de manipulações com efeito mecânico, gerado pela habilidade das mãos do fisioterapeuta com potenciais efeitos sensório-reflexos, analgésicos, vasculares, metabólicos, musculares e cutâneos, sem contar os possíveis efeitos psicológicos e emocionais – principalmente representados na análise psicomotora decorrente do estresse e da ansiedade.

As terapias manuais podem ser organizadas em métodos e técnicas bem específicos e com filosofias de aplicação bem elaboradas, que as individualizam por denominações específicas, a exemplo da quiropraxia e da osteopatia. No caso da

---

[n] Subdivisão da cinemática que investiga os movimentos naturais do eixo e os segmentos do corpo que, durante os movimentos, são naturalmente produzidos pelo ser humano (voluntariamente recrutados).
[o] Subdivisão da cinemática que investiga os movimentos acessórios que ocorrem entre as superfícies articulares durante os movimentos naturalmente produzidos pelo ser humano (voluntariamente recrutados).
[p] Não confundir faciais com fasciais, uma vez que a primeira qualifica o que é relativo à face, enquanto a segunda qualifica o que é relativo à fáscia – revestimento em tecido conjuntivo, principalmente composto por colágeno, que fixa, estabiliza e separa compartimentos musculares e órgãos internos do corpo.

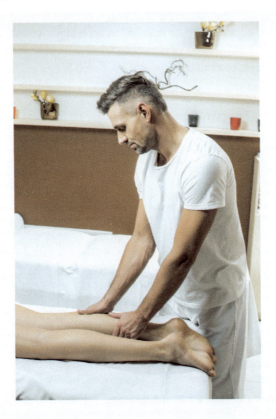

Figura 11.7. Aplicação de massoterapia: uso terapêutico das mãos em uma técnica de liberação fascial.
Fonte: Depositphotos.

quiropraxia, em países cuja saúde foi organizada em políticas liberalistas (bem de consumo), sua prática foi regulamentada para exercício de um profissional específico: o quiropraxista. De modo bem elementar, a quiropraxia preconiza ser um tratamento com ênfase na mobilização articular, explorando movimentos acessórios (artrocinemática) e em manobras de ajuste articular, com efeito no alívio de dores da coluna vertebral e com promessa na correção de algumas causas de doenças.

A osteopatia, por sua vez, é considerada uma prática alternativa de terapia que consiste na utilização de técnicas de mobilização (osteocinemática) e manipulação articulares (artrocinemática) – bem como de tecidos moles –, por meio de técnicas diagnósticas específicas, que conduzem toda a programação da intervenção terapêutica. Com facilidade, em uma rápida pesquisa à Internet, é possível encontrar informações que apresentam a osteopatia como uma terapia criada por Andrew Taylor Still e baseada na teoria de que o corpo é capaz de criar seus próprios medicamentos contra doenças quando em equilíbrio com sua estrutura e suas condições ambientais favoráveis. Entretanto, há pouca evidência científica a respeito, e seu sucesso é dado à percepção de terapeutas, usuários e adeptos da técnica que experimentam os bons resultados na resolução de problemas, principalmente osteomioarticulares – ainda que com base essencialmente empírica e baixo nível de evidências científicas.

Inúmeras outras práticas não tão manuais, como Medicina Tradicional Chinesa, Homeopatia, Fitoterapia, Termalismo (Crenoterapia) e Medicina Antroposófica,[q] começam a ganhar espaço no Sistema Único de Saúde (SUS) por meio da Política Nacional de Práticas Integrativas e Complementares,[4] carecendo ainda de melhor incorporação nos currículos de formação dos profissionais que pretendem exercer esses procedimentos, bem como de pesquisas para aumentar o nível de evidência do efeito causado pelas referidas terapias.

Termoterapia

Explorando outra forma de manifestação de energia – a energia térmica –, fisioterapeutas – no arsenal da termoterapia – dispõem de uma modalidade de intervenção terapêutica fundamentada na transferência ou na produção de energia (adição ou retirada), que pode aquecer ou resfriar estruturas do corpo. Seu estudo é bem abrangente e não somente produzido por energia genuinamente térmica, visto que todas as formas de energia podem ser dissipadas em forma de calor. Assim, modalidades terapêuticas classificadas por princípios ativos físicos de outras naturezas – a energia radiante, a energia contida em ondas sonoras, a energia elétrica e até mesmo as energias cinética e potencial, já discutidas em outras modalidades terapêuticas, como a cinesioterapia e a massoterapia – podem gerar calor secundariamente e ser consideradas modalidades termoterapêuticas.

Pela complexidade gerada ao analisar o que conhecemos por termoterapia, iremos nos reservar, nesta seção, a discutir as termoterapias por adição (aquecimento) e por subtração (resfriamento) como modalidades de transferência de energia por técnicas que promovem aquecimento ou resfriamento superficial por meio de condução[r] ou convecção.[s] Mais tarde, discutiremos a termoterapia por conversão[t] e a diatermia,[u] consideradas nesta obra uma classificação secundária da terapia física.

Classicamente, em especial em sua origem histórica, a terapia física empregou como modalidades termoterapêuticas de adição o forno de Bier (não disponível na figura), a parafina (Figura 11.8 A) e a compressa quente (Figura 11.8 B). Em todos os casos, os meios de transferência continham uma matéria geradora ou armazenadora de maior energia térmica que o corpo.

---

[q] A Antroposofia pode ser compreendida como uma doutrina filosófica criada desde a Escolástica para estabelecer ligação entre a fé e a ciência. Segundo Rudolf Steiner, um de seus fundadores, essa doutrina estabelece uma forma de percepção espiritual que opera de modo independente do corpo e dos sentimentos corporais e pode ser aplicada terapeuticamente.

[r] Condução é a forma de transferência de energia térmica que ocorre quando temos dois corpos (matéria) colocados em contato, com diferentes temperaturas. Nessa condição, o fisioterapeuta promove transferência do calor em fluxo do corpo de maior para o de menor temperatura.

[s] Convecção é a forma de transferência de energia térmica através de um meio líquido ou gasoso em movimento e com diferente temperatura de outro corpo (matéria).

[t] Conversão é a forma de transferência de energia de outra natureza em energia térmica.

[u] Diatermia é o nome dado aos métodos terapêuticos que elevam a temperatura no interior dos tecidos por meio da aplicação externa de um campo de alta frequência (radiação eletromagnética, corrente elétrica ou ondas ultrassônicas).

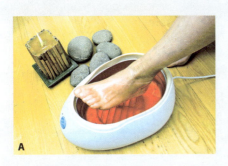 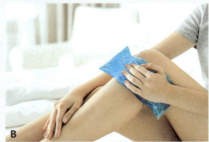

Figura 11.8. Exemplos de meios de transferência de energia térmica com maior energia que o corpo: banho de parafina **(A)** e compressa quente **(B)**.
Fonte: Depositphotos.

Se quiséssemos promover termoterapia por subtração, teríamos de utilizar um meio de condução ou de convecção cuja temperatura fosse inferior a 36°C – em média, a temperatura interna do corpo. Classicamente, o gelo (água congelada) é o meio mais usual pelo qual o fisioterapeuta realiza termoterapia por subtração; porém, existem outras formas que não utilizam gelo para promover resfriamento. Discutiremos essa nomenclatura mais adiante, na seção sobre a crioterapia – quando iremos retomar a termoterapia por subtração por técnicas que aplicam matérias em baixas temperaturas ou geradoras de condições que absorvem energia do corpo por desequilíbrio térmico.

Eletroterapia

Outra forma de explorar a matéria, a energia e as relações de espaço-tempo do arsenal terapêutico do fisioterapeuta reside na manipulação dos fenômenos naturais relacionados com as cargas elétricas – estacionárias ou em movimento – geradas pelas características de polaridade e carga das moléculas, que podem resultar em interações eletromagnéticas e fluxo de carga elétrica potencialmente explorada pelo fisioterapeuta em inúmeras aplicações.

As interações definidas pela polaridade de cargas elétricas, por exemplo, podem ser exploradas em uma prática de introdução de medicamentos conhecida como iontoforese (Figura 11.9) – um método de favorecimento da entrada de medicamentos através da pele, por meio da geração de uma corrente iônica que direciona determinado medicamento, cuja carga elétrica do princípio químico ativo é conhecida e eletricamente carregada para dentro do organismo, ao se colocar o medicamento no polo com carga elétrica igual à do medicamento (lembre-se: cargas semelhantes se repelem).

A aplicação de correntes elétricas em protocolos terapêuticos é bastante antiga, iniciada, pela utilização de correntes galvânicas e farádicas, sem qualquer base científica. Fundamentalmente, o princípio de utilização das correntes elétricas

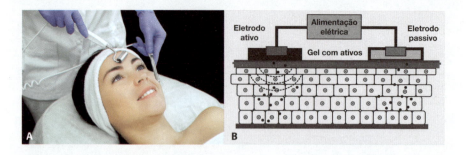

Figura 11.9. (A) Técnica de introdução de medicamentos por iontoforese; **(B)** Esquema ilustrativo do fenômeno explorado.
Fonte: (A) Depositphotos. (B) Desenvolvida pela autoria.

reside no fato de que toda matéria é composta por partículas positiva e negativamente carregadas com energia elétrica, com capacidade de se mover, gerando correntes elétricas que se deslocam de níveis mais altos de energia para níveis mais baixos. Esses níveis são chamados de potencial elétrico, e a diferença entre esses potenciais, bem como a resistência à passagem dessa corrente, definem a intensidade da corrente.

Os eletroestimuladores[v] da prática cotidiana de fisioterapeutas geram principalmente três tipos de correntes elétricas, baseadas na relação espaço-tempo: contínuas, alternadas e pulsadas, cuja manipulação da largura da fase ou do pulso permite explorar, em diferentes frequências, efeitos mais bem detalhados em momentos mais avançados do curso de Fisioterapia. Dentro dessas três possibilidades, a manipulação do espaço-tempo também permite modelar formas de ondas senoidais, quadráticas e outras, com efeitos e aplicações distintas.

Classicamente, o uso terapêutico de correntes elétricas identificadas pelo termo *eletroterapia* faz referência à eletroterapia de baixa frequência – que varia de 1 a 1.000 Hz e tem comprimentos de ondas da ordem de milissegundos, que, por sua vez, geram ondas largas. As correntes eletroterapêuticas mais conhecidas e aplicadas nessa variação de frequência são galvânicas, farádicas, diadinâmicas e aquelas comumente empregadas para a estimulação nervosa elétrica transcutânea (o famoso acrônimo TENS, do inglês *Transcutaneous Electrical Nerve Stimulation*) e para a estimulação elétrica neuromuscular (NMES, do inglês *NeuroMuscular Electrical Stimulation*). Entretanto, a eletroterapia também é classificada em eletroterapia de média frequência, cujas correntes elétricas empregadas variam de 2.000 a 4.000 Hz, com comprimento de ondas da ordem de microssegundos, como encontrado nas correntes elétricas conhecidas como interferenciais e russas.

Por fim, a eletroterapia de alta frequência, variando de 10.000 a 100.000 Hz e gerando comprimentos de ondas bem rápidas (ondas curtas e micro-ondas),

---

[v] Dispositivos comerciais disponíveis para os fisioterapeutas gerarem correntes elétricas de uso terapêutico.

também é explorada pelo fisioterapeuta. Nesse caso, como essas correntes são mais aplicadas para gerar aquecimento em profundidade no corpo humano, apesar de sua natureza eletromagnética, serão tratadas na seção sobre diatermia, mais adiante.

Hidroterapia

Observamos no Capítulo 8 que os tratamentos por meio da água, em suas diversas formas de aplicação (ingestão, imersão, banho, meio condutor de energia, gerador de movimento, dentre outras), acompanha o ser humano desde um passado muito distante. Inclusive, os mestres de banho da Grécia e Roma antigas eram muito populares, tanto do ponto de vista social como do ponto de vista de busca por efeitos profiláticos e terapêuticos relacionados com os banhos.

Assim, a hidroterapia talvez seja a modalidade de terapia física que mais apresenta classificações secundárias – discutidas nas seções subsequentes deste capítulo. Por esse motivo, aqui não detalharemos tecnicamente essa modalidade terapêutica, mas sim sua classificação primária e sua distinção das modalidades de hidroginástica. É importante que o estudante iniciante já consiga reconhecer que hidroginástica não é hidroterapia (Figura 11.10). A hidroginástica é o nome dado à atividade física realizada em ambiente aquático, cuja finalidade é promover condicionamento físico geral e aperfeiçoar aptidões físicas como propriedades osteomioarticulares, neuromotoras, psicomotoras, cardiorrespiratórias e metabólicas por sequência programada (exercícios) ou não, no que se refere a intensidade, ritmo e duração.

A hidroterapia, por sua vez, mesmo que tenha por similaridade o fato de ser realizada em ambiente aquático (hidroterapia por imersão), tem em sua aplicação a finalidade terapêutica, e o objetivo é tratar uma deficiência de estrutura e função do corpo ou outras incapacidades, quer por exercício terapêutico em ambiente aquático, diferentemente da hidroginástica, quer por outras formas de aplicação da água em seus diversos estados (sólido, líquido e gasoso).

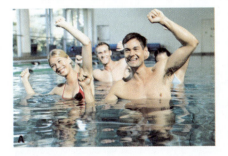 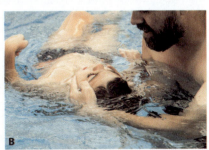

Figura 11.10. Características de hidroginástica **(A)** e hidroterapia **(B)**, ambas realizadas em ambiente aquático.
Fonte: Depositphotos.

Vibroterapia

Apesar de não ser trivialmente conhecida ou comumente classificada como vibroterapia, a modalidade de uso de ondas acústicas por meio do ultrassom sofre, na fisioterapia e em minha opinião, de uma "crise de identidade". É principalmente considerada um dispositivo de diatermia, apresentada junto com os equipamentos que geram ondas curtas e micro-ondas, mesmo que sua aplicação não seja necessariamente para produzir aquecimento. Outra forma de encontrar a descrição do ultrassom terapêutico em livros é descontextualizada de uma classe de recursos terapêuticos – geralmente descrita como uma modalidade única de aplicação e isolada de qualquer outra classe de recursos fisioterapêuticos.

Pelos motivos apresentados, por minha conta e risco, resolvi propor uma classe na qual o ultrassom e outras possíveis aplicações de ondas mecânicas – acústicas ou não – pudessem encontrar identidade, e introduzo neste capítulo um termo para essa classe de terapia física: *vibroterapia*. Apesar de a proposição de inclusão do ultrassom nessa modalidade terapêutica ser talvez algo diferente e fora do encontrado comumente na literatura – alvo de estudos nos cursos de formação em Fisioterapia –, a vibroterapia já é bastante descrita, e não é difícil encontrar documentos que empreguem a modalidade com esse termo.

Em essência, seria a aplicação terapêutica de vibrações transmitidas à estrutura corporal ou mesmo a vibração da própria estrutura corporal. Mas o que é vibração? Pois bem, uma forma fácil de defini-la é compreendê-la como movimento periódico de oscilação regulada em torno de uma posição de equilíbrio, gerando uma amplitude de variação ao longo do tempo (frequência). Tanto o ultrassom terapêutico quanto os outros procedimentos empregados pelo fisioterapeuta têm essa característica de gerar uma onda vibratória, que se propaga pela estrutura corporal ou mesmo promove vibração de regiões do corpo que poderiam ser aqui classificadas como vibroterapêuticas.

Esclarecido isso, e incluído o ultrassom terapêutico nessa classe, vou me ater à descrição do ultrassom terapêutico – dada a existência do ultrassom diagnóstico. Inicialmente, ressalto uma semelhança entre eles para, posteriormente, distingui-los. Ambos utilizam a vibração gerada pelo efeito piezelétrico[w] em um cristal. No entanto, o ultrassom diagnóstico usa a vibração para construir uma imagem; e o terapêutico, para explorar os efeitos da vibração na interação com a matéria orgânica humana.

Assim, podemos definir que o ultrassom terapêutico é um dispositivo que permite ao fisioterapeuta aplicar vibrações sonoras (mecânicas) com frequências acima de 20.000 Hz em protocolos de tratamentos. Apesar de o ultrassom comumente aplicado pelo fisioterapeuta ser de origem piezelétrica – por permitir maior controle da frequência e propagação da onda –, qualquer objeto que vibra é uma fonte de som (onda sonora).

---

[w] O efeito piezelétrico é alcançado quando uma corrente elétrica alternada, gerada em uma frequência equivalente à de ressonância de um cristal, gera uma onda acústica que se propaga por um meio de condução adequado, expandindo e contraindo esse meio de propagação na mesma frequência. É justamente o fato de o efeito piezelétrico ser obtido por corrente elétrica que faz com que alguns autores classifiquem o ultrassom terapêutico como um recurso eletroterapêutico.

No caso, para ser um ultrassom, a frequência da onda acústica precisa ser superior a 20.000 Hz, como já mencionado, pois abaixo desse valor, as ondas sonoras adentram o espectro acústico do ser humano; e abaixo de 20 Hz, ocorre o infrassom – inaudível para o ser humano.

Como já descrito, uma das aplicações do ultrassom é gerar aquecimento profundo (diatermia), principalmente quando na modalidade de ultrassom em onda contínua. Os equipamentos comerciais, porém, permitem também aplicar o ultrassom terapêutico em onda pulsada, explorando os efeitos não térmicos dele, dentre estes o de cavitação[x] e micromassagem, por meio dessa possibilidade. Além disso, acredita-se que a onda ultrassônica acelere a velocidade de condução de íons através das membranas biológicas e altere o potencial de membrana das células.

Fototerapia

Por fim, nessa proposta de classificação primária da terapia física, abordaremos o uso de radiações não ionizantes compreendidas no espectro eletromagnético das ondas de luz, terapeuticamente empregadas na prática da Fisioterapia. Para melhor compreendermos isso, necessitamos relembrar as características do espectro eletromagnético, conforme ilustrado na Figura 11.11.

Iniciando pela radiação ultravioleta, não somente na saúde, mas também em diferentes setores sociais, há a aplicação dessa radiação explorando seus efeitos bactericidas. Ademais, no âmbito da Fisioterapia, as radiações ultravioleta têm sido aplicadas para obter efeitos fototérmicos (aquecimento) e fotoquímicos (notadamente no tratamento da hiperbilirrubinemia[y] e em bronzeamentos artificiais).

As demais frequências de ondas do espectro visível – que geram radiação luminosa em diferentes cores ou em uma mistura das cores (luz branca comum) – não são aplicadas na rotina do fisioterapeuta, mesmo que alguns entusiastas da modalidade conhecida como cromoterapia preconizem o possível efeito terapêutico das cores.

Resta ainda descrever, dentro do espectro eletromagnético, a radiação infravermelha (Figura 11.12). É emitida por qualquer substância com temperatura acima do zero absoluto, mas é invisível e sempre está presente ao fim de qualquer radiação do espectro de luz visível. Em particular, a fonte de radiação infravermelha utilizada pelo fisioterapeuta é gerada por uma lâmpada, que também produz radiação da frequência do vermelho, modulada pela distância da aplicação em conjunto com a informação subjetiva da sensação de calor descrita pelo sujeito exposto à radiação.

Além das radiações do espectro eletromagnético mencionadas, talvez a radiação mais aplicada por fisioterapeutas seja a gerada por *laser* (acrônimo do termo

---

[x] Cavitação é o fenômeno de vaporização de um líquido pela redução da pressão dada pelo movimento desse líquido. Todo fluido tem uma curva que relaciona a pressão à temperatura, em que é possível identificar o ponto em que a cavitação (formação de bolhas) irá acontecer.
[y] Talvez mais conhecida pelo nome dado ao sinal identificado pelo amarelamento da pele, das mucosas e da esclera (olho): a icterícia – também denominada hiperbilirrubinemia. É manifestada nas pessoas em que um quadro patológico aumenta a quantidade de bilirrubina, produzida em excesso por hemólise no sangue – também decorrente de falha hepática em alguns quadros de hepatite e até mesmo do uso de contraceptivos com acetato de ciproterona e etinilestradiol.

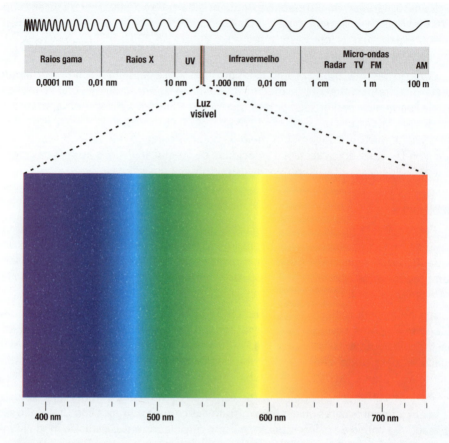

Figura 11.11. Esquema ilustrativo do espectro eletromagnético em alta, média e baixa frequências, que são definidas pelo comprimento de onda, desde as mais curtas (radiações ionizantes representadas pelos raios gama e raios X) às mais longas, passando por comprimentos de ondas como a do ultravioleta (UV) e todos os demais do espectro visível ao olho humano, até chegar aos comprimentos de onda infravermelha. Os espectros superiores são das micro-ondas e das ondas curtas (ondas de rádio), já mencionadas na eletroterapia de baixa frequência.
Fonte: Depositphotos.

em inglês *light amplification of stimulated emissions of radiation*). Consiste em uma técnica geradora de feixe de luz organizado (dito colimado, em que a luz se propaga como feixe de ondas praticamente em paralelo), monocromático (comprimento de onda muito bem definido) e coerente com todos os fótons que compõem o feixe, emitidos em fase. Essa forma de radiação é apenas artificialmente produzida e apresenta características bem diferentes da luz natural – difusa (feixe de ondas que se propaga difusamente em todas as direções a partir da sua fonte), policromática (mistura de radiações com diferentes comprimentos de onda) e com emissão de fótons em feixes fora de fase.

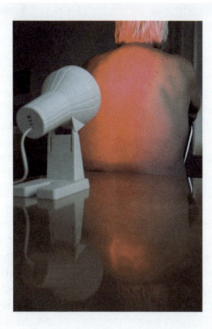

Figura 11.12. Aplicação da radiação infravermelha, posicionada a uma distância ajustada com base na percepção do calor gerado do ponto de vista do sujeito.
Fonte: Depositphotos.

As radiações a *laser* podem ser classificadas com relação à potência em miliwatts (mW) – o que classifica o *laser* terapêutico (terapia a *laser*) aplicado na Fisioterapia como de baixa potência, com inúmeras aplicações a serem exploradas em estágios mais avançados da formação dos estudantes de Fisioterapia, motivo pelo qual não serão descritas neste livro.

Classificação secundária da terapia física

Como proposto no início deste capítulo, apresentaremos uma segunda forma de classificação, considerando outras interações físicas possíveis para além do princípio físico ativo central. Na classificação secundária da terapia física, iremos explorar o potencial que uma modalidade tem de gerar mais de uma interação física, podendo, então, ser classificada em mais de uma modalidade ou até mesmo gerar uma modalidade combinada de terapia física.

Crioterapia: uma das aplicações da termoterapia

Previamente identificamos a crioterapia como uma submodalidade da termoterapia: a termoterapia por subtração, conforme observado na classificação primária. Naquela ocasião, descrevemos que, para promover o resfriamento, teríamos de

142 História da Fisioterapia no Brasil

empregar um meio de condução ou convecção cuja temperatura fosse inferior a 36°C – temperatura aproximada do corpo humano. O mais comum na prática fisioterapêutica é aplicar gelo (água congelada), ainda que outras formas de resfriamento – para além do gelo – possam ser aplicadas.

A obra mais clássica que trata do assunto é o livro do autor Kenneth L. Knight,[5] cuja ênfase de aplicação é a lesão esportiva. Em sua obra, ele define crioterapia como todo procedimento que resulte na remoção de calor do corpo com consequente resfriamento de uma região. O efeito da redução da temperatura local produz uma diminuição do metabolismo dos tecidos resfriados, com a geração de efeitos vasculares e neurais – por anos explorados e recomendados para lesões osteomioarticulares agudas – e uso principal como potente recurso anti-inflamatório.[z]

Sem dúvida, a aplicação de gelo (crioterapia) ou de outras formas de resfriamento do tecido corporal representa uma modalidade fisioterapêutica muito utilizada e com fortes evidências científicas para sua aplicação, sobretudo no esporte;[6] sua prática, porém, começa a ser questionada por evidências científicas mais recentes.[7] A principal questão levantada gira em torno do fato de que a crioterapia é potencialmente anti-inflamatória, e o processo inflamatório em si – apesar de nocivo – é um mecanismo de reparo tecidual. Assim, a polêmica levantada questiona qual seria a forma de aplicação mais adequada para minimizar a nocividade do processo inflamatório sem prejudicar o processo de reparo do tecido – desencadeado por essa inflamação. Contudo, a precisão buscada na aplicação dos efeitos anti-inflamatórios da crioterapia deve ser considerada para recursos anti-inflamatórios de qualquer natureza, incluindo os fármacos – amplamente prescritos na fase aguda de lesões osteomioarticulares.

Independentemente da polêmica do uso da crioterapia, que certamente influenciará a tomada de decisão de fisioterapeutas ao longo de sua atuação profissional, nossa proposta é, por enquanto, categorizar a crioterapia em uma modalidade secundária, primariamente enquadrada como recurso termoterapêutico.

Secundariamente classificada, a crioterapia compreende as inúmeras formas de resfriamento que aplicam desde métodos e técnicas muito simples, como compressas geladas (água fria, gelo, gel, *spray* ou outros materiais), até os procedimentos mais elaborados, com a imersão de parte do corpo em turbilhões ou do corpo inteiro em banheiras e tonéis. Ademais, outros meios de resfriamento compreendem a implementação de formas alternativas e mediadas pela criatividade do fisioterapeuta em moldar sacos plásticos e diferentes formas de gelo, em uma combinação que atenda a uma conformação de interesse ou, caso aprecie, a aquisição de dispositivos – engenhosa e anatomicamente projetados para regiões específicas do corpo, um dos exemplos pode ser observado na Figura 11.13.

Diatermia: uma das aplicações da termoterapia, gerada por correntes elétricas de alta frequência

Ainda derivada da termoterapia enquanto classificação primária, mencionamos que a diatermia – assim como a Crioterapia – carece de classificação secundária própria,

---

[z] Lesões agudas são aquelas que estão nos estágios iniciais do processo de reparo tecidual.

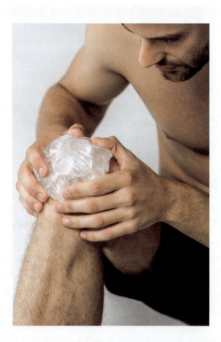

Figura 11.13. Dispositivo para aplicação da crioterapia, especificamente projetado para o joelho – articulação que frequentemente demanda esse recurso, principalmente depois de cirurgias para reconstrução do ligamento cruzado posterior. Em particular, o dispositivo exemplificado é constituído por três componentes mecânicos com um sistema hidráulico de fluxo para resfriamento em temperatura contínua e constante.
Fonte: Depositphotos.

visto que foi proposta para categorizar os recursos termoterapêuticos de adição (aquecimento) com propriedade de promoção do aquecimento profundo no corpo. Cabe destacar que alguns autores também consideram a diatermia como eletroterapia em sua classificação primária, visto que o calor é principalmente gerado por correntes elétricas em alta frequência. Ainda podemos aplicar a diatermia por meio de ultrassom (vibroterapia), como já descrito anteriormente.

Pelas técnicas usuais de condução ou convecção, para alcançar um aquecimento adequado em regiões mais profundas do corpo, as mais superficiais (pele, subcutâneo, musculatura, vasos e nervos mais superficiais) seriam queimadas – motivo pelo qual são inadequadas quando o objetivo é um aquecimento mais interno da estrutura corporal. Foi nesse contexto que os equipamentos de diatermia surgiram, empregando técnicas de conversão de energia de outra natureza em calor interno à estrutura-alvo.

A principal fonte de energia aplicada em diatermia é a contida em ondas eletromagnéticas (ondas curtas ou micro-ondas) ou mecânicas (ultrassom), que, ao atravessarem a estrutura corporal, concentram-se em pontos específicos no interior dessa estrutura, a depender do posicionamento dos polos ou do cabeçote de aplicação. Fica claro aqui que, para uma adequada aplicação de diatermia, o fisioterapeuta precisa compreender as forças e os fenômenos que geram o fluxo e o campo eletromagnéticos no tempo e no espaço para induzir corretamente essa conformação, aquecendo a região que desejam. A diatermia promove aquecimento profundo pela passagem de corrente eletromagnética em alta frequência (ondas curtas ou micro-ondas). Ao se propagar pelo tecido vivo, ela dissipa energia em forma de calor, uma vez que as ondas eletromagnéticas são verdadeiros pacotes de energia. Os detalhes técnicos de aplicação, bem como os efeitos promovidos pela diatermia, serão aprofundados ao longo da formação do fisioterapeuta.

Modalidades de aplicação da hidroterapia

Retomando a hidroterapia – já classificada primariamente como qualquer procedimento que utilize a água em qualquer natureza e forma de aplicação com finalidade terapêutica, destacamos que ela talvez seja a modalidade de terapia física que mais apresenta classificações secundárias.

Com a água aquecida, podemos aplicar termoterapia por adição; com a água no seu estado sólido (gelo), crioterapia (termoterapia por subtração); com a água em movimento, podemos promover efeitos mecânicos no contato com o corpo; e em ambiente aquático, é possível nos beneficiar de inúmeras propriedades físicas. Por esse motivo, a hidroterapia pode assumir diversas classificações secundárias, agrupadas em três principais: (i) a hidrotermoterapia, quando a finalidade principal da aplicação é aquecer ou resfriar; (ii) a hidrocinesioterapia, quando a finalidade principal é favorecer a movimentação dos segmentos corporais em ambiente aquático e (iii) a hidromecanoterapia, quando a finalidade é aproveitar as propriedades inerentes à mecânica dos fluidos para interagir com os tecidos corporais, promovendo efeitos fisiológicos desejáveis. A seguir, detalharemos um pouco de cada uma das classificações secundárias propostas. Na sequência, também abordaremos a balneoterapia em uma diferenciação feita pelo uso da água ou de outros líquidos em banhos.

Como o nome claramente sugere, a hidrotermoterapia refere-se a qualquer forma de aplicação em que a água aquecida ou resfriada é empregada para aumentar ou diminuir a temperatura de partes do corpo por condução térmica. Há duas formas de se fazer isso: a mais tradicional, por meio de bolsas plásticas ou de outros materiais que permitam a transferência térmica; e outras mais elaboradas, por meio de dispositivos especificamente desenvolvidos.

Importante destacar que, apesar de estarmos seguindo a tendência de outros autores que propõem essa divisão da hidroterapia, a hidrotermoterapia é praticamente inerente ao uso da água como recurso terapêutico, uma vez que, em temperatura diferente da temperatura corporal, a água sempre promoverá transferência térmica.

A hidrocinesioterapia, sob minha perspectiva, representa a hidroterapia em ambiente aquático, principalmente empregada para promover movimentos do corpo (cinesioterapia) que não poderiam ser realizados ou realizados com dificuldade no ambiente natural, sob influências gravitacionais. A principal forma de aplicação dessa submodalidade pode ser observada na Figura 11.14. Quando a terapeuta, por meio de flutuadores, beneficia-se da mecânica dos fluidos em movimentos que

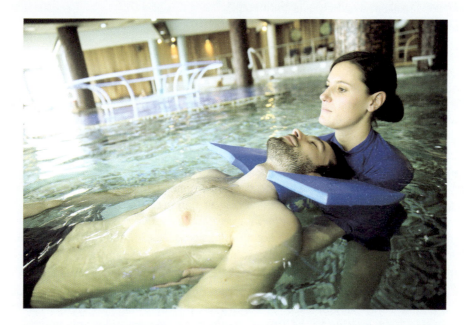

Figura 11.14. Forma tradicional de aplicação da hidrocinesioterapia. Na imagem, são empregados flutuadores, e as propriedades físicas da imersão em ambiente aquático são exploradas para produzir movimentos corporais que não poderiam ser realizados fora do ambiente aquático.
Fonte: Depositphotos.

contribuem para alguma finalidade terapêutica, ela faz uso da hidrocinesioterapia. Notem que o efeito térmico da água em uma temperatura adequada também foi provavelmente pensado no conjunto da terapia proposta.

Por fim, agrupamos na submodalidade hidromecanoterapia todos os procedimentos que promovem efeitos mecânicos decorrentes das propriedades da água. Dentre as possibilidades, os turbilhões representam os equipamentos mais comumente presentes em clínicas e centros de reabilitação.

Isso não significa que a hidromecanoterapia seja somente alcançada por meio de turbilhões, uma vez que, em ambiente aquático – cuja intenção central é promover hidrocinesioterapia –, o fisioterapeuta também promoverá efeitos mecânicos tipicamente produzidos nos turbilhões ou em outras estratégias geradas pela água em movimento. Por esse motivo, para um bom uso da água como recurso terapêutico, os fisioterapeutas necessitam conhecer a mecânica dos fluidos,[zz] já mencionada nesta seção.

[zz] A mecânica dos fluidos é a parte da Física que estuda o efeito de forças em fluidos. Os fluidos em equilíbrio estático são estudados pela hidrostática; e os fluidos sujeitos a forças externas não nulas, pela hidrodinâmica.

Balneoterapia: outra aplicação da hidroterapia esquecida pelo fisioterapeuta

A balneoterapia pode ser compreendida como o uso terapêutico do banho com água com propriedades termais e físico-químicas específicas, ou mesmo com outros líquidos que não necessariamente são água. É interessante constatar que, apesar de sua presença marcante na história do cuidado com a saúde humana desde eras remotas – conforme estudado no Capítulo 8, na pessoa dos mencionados mestres de banho –, na atualidade, a aplicação terapêutica de banhos parece restrita à promoção do bem-estar de quem tem poder aquisitivo para desfrutar o que chamamos hoje de *spa*: um termo designado para uso de locais que mais se assemelham a hotéis – associados ou não a estâncias termais – que a ambientes de cuidado com a saúde. Isso não significa afirmar que o lazer não esteja ligado à saúde, pois há atividades de lazer que contribuem para o estado de saúde das pessoas, principalmente tendo como referência o modelo biopsicossocial, também discutido neste livro. Significa dizer que esses locais são mais turísticos que sanitários e não estão entre as práticas oferecidas pelo SUS.

Ao contrário do que parece e ainda muito pouco ou quase nada explorada por fisioterapeutas, a balneoterapia já conta com muitas evidências científicas. Em janeiro de 2018, mais de 12 mil artigos científicos foram reportados pela busca com o termo *balneotherapy* no PubMed, confirmando a existência de evidência científica para sua aplicação. Dessas mais de 12 mil referências, cerca de 500 são revisões sistemáticas que poderiam fundamentar tomada de decisões na aplicação da balneoterapia para o tratamento de uma série de doenças: de pele,[8] crônicas do envelhecimento,[9] osteomioarticulares,[10] reumatológicas[11] e geradas por outras condições de saúde. Essas revisões ainda reportam evidências sobre quais são os efeitos do banho de leito com e sem água[12] e da introdução de fármacos para o controle de infecções. Certamente a balneoterapia deve ser repensada enquanto modalidade terapêutica resgatada pelo fisioterapeuta em sua prática profissional.

Mecanoterapia: uma das aplicações da cinesioterapia

Apesar de não ter sido mencionada quando descrevemos a cinesioterapia, a mecanoterapia é uma forma de promoção de movimentos do corpo ou mesmo um método ou técnica em combinação com terapias manuais (massoterapia). Pode ser descrita como o uso de dispositivos mecânicos que produzem efeitos terapêuticos desejados. Em alguns locais, podemos encontrar definições muito parecidas com a de cinesioterapia, porém com o uso de equipamentos especificamente criados para essa prática.

Os tradicionais ginásios terapêuticos, dos mais antigos aos mais modernos, contemplam, em seu ambiente, inúmeros desses recursos, e a Figura 11.15 nos apresenta um ginásio terapêutico típico com seus recursos mecanoterapêuticos. Além dos dispositivos exemplificados na figura, sistemas envolvendo polias, molas, elásticos, halteres, dentre outros, também constituem arsenal mecanoterapêutico.

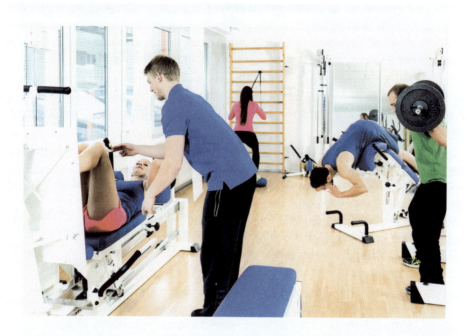

Figura 11.15. Recursos mecanoterapêuticos tradicionais empregados em ginásios terapêuticos.
Fonte: Depositphotos.

Suspensoterapia: uma das aplicações da mecanoterapia

Em particular, os sistemas de polias associadas a molas e elásticos apresentam uma peculiaridade que nos permite propor outra classificação secundária: a suspensoterapia. Nessa classe, podemos introduzir todos os dispositivos mecanoterapêuticos que eliminem ou apliquem a ação gravitacional com finalidade terapêutica em mecanismos de suspensão de segmentos do corpo. Nesse momento, não posso deixar de prestar minha homenagem ao saudoso professor Rui Toledo Gonçalves (*in memoriam*), que, além de me introduzir ao mundo da cinesiologia, desenvolveu um suporte para exercícios em suspensão das articulações do ombro e do quadril – carinhosamente chamado em nosso estágio de *a gaiola do Rui*.

Atualmente, inúmeros sistemas podem ser encontrados (Figura 11.16), permitindo trabalhar a ação gravitacional de diferentes maneiras. Entretanto, no que se refere a evidências científicas, pouco foi explorado. Ao proceder a uma busca em janeiro de 2008 no PubMed, com a combinação das palavras suporte, suspensão e exercício (*support*, *hanging* e *exercise*), somente 40 referências foram reportadas; destas, muitas não se relacionavam com exercícios em suporte com suspensão, e nenhuma revisão sistemática foi encontrada.

Mesmo carecendo de evidências científicas, a suspensoterapia parece permitir uma diversidade de exercícios e, inclusive, simular movimentos que somente seriam realizados em ambiente aquático, diminuindo os efeitos da ação gravitacional – condição apropriada para iniciar uma série de protocolos terapêuticos.

Inúmeras outras classificações secundárias da terapia física poderiam ser propostas. Entretanto, finalizarei por aqui, pois acredito que nesta proposição alcancei o principal arsenal de terapia física empregado por fisioterapeutas no Brasil e no mundo.

A seguir, no Quadro 11.1, apresento uma proposta de classificação em níveis primário e secundário das modalidades terapêuticas. Nessa proposição, a classificação secundária é concebida como derivada da primária – motivo pelo qual foi descrita no quadro como classe secundária contida dentro de uma categoria primária. Para algumas categorias das seis primárias propostas, a classe secundária foi repetida, visto que guarda relação com a premissa do modelo de organização taxonômica.

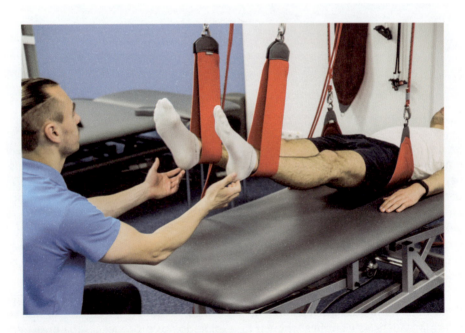

Figura 11.16. Exemplo dos inúmeros sistemas de suporte para exercícios em suspensão que podem ser encontrados.
Fonte: Depositphotos.

Classificação da Terapia Física e do Instrumental Fisioterapêutico **149**

Quadro 11.1. Classificações primária e secundária do arsenal terapêutico atualmente empregado por fisioterapeutas no Brasil e no mundo.

CLASSIFICAÇÃO DA TERAPIA FÍSICA			
Categoria primária	Definição	Classe secundária	Definição
CINESIOTERAPIA	Categoria que inclui o uso terapêutico do movimento dos segmentos corporais ou do corpo como um todo.	MECANOTERAPIA*	Classe de exercícios terapêuticos que empregam o uso de dispositivos mecânicos.
		SUSPENSOTERAPIA	Classe de exercícios terapêuticos que empregam o uso de suporte de suspensão.
		HIDROCINESIOTERAPIA*	Classe de exercícios terapêuticos que empregam as propriedades do corpo imerso em ambiente aquático para promover movimentos dos segmentos corporais ou do corpo como um todo.
		HIDROMECANOTERAPIA*	Classe de exercícios terapêuticos que empregam as propriedades da mecânica dos fluidos.
MASSOTERAPIA	Categoria que inclui o uso terapêutico do efeito de manobras que mobilizam tecidos moles e superfícies articulares associados ou não a movimentos dos segmentos corporais.	MECANOTERAPIA*	Classe de manobras que empregam o uso de dispositivos mecânicos.
TERMOTERAPIA	Categoria que inclui o uso terapêutico do aquecimento ou resfriamento de estruturas corporais.	CRIOTERAPIA	Classe de recursos termoterapêuticos que resfriam estruturas corporais.
		DIATERMIA*	Classe de recursos termoterapêuticos que aquecem estruturas corporais em profundidade.
		HIDROTERMOTERAPIA*	Classe de recursos termoterapêuticos que promovem a troca térmica por meio da água em diferentes temperaturas.
ELETROTERAPIA	Categoria que inclui o uso terapêutico da interação de correntes eletromagnéticas com o corpo.	DIATERMIA*	Classe de recursos eletroterapêuticos que convertem energia em calor na profundidade da estrutura corporal.

continua

150 História da Fisioterapia no Brasil

Quadro 11.1. Classificações primária e secundária do arsenal terapêutico atualmente empregado por fisioterapeutas no Brasil e no mundo.   *(Continuação)*

CLASSIFICAÇÃO DA TERAPIA FÍSICA			
Categoria primária	**Definição**	**Classe secundária**	**Definição**
HIDROTERAPIA	Categoria que inclui o uso terapêutico da água em interações de contato local ou de contato pelo corpo ou por partes do corpo em imersão.	HIDROTERMOTERAPIA*	Classe de recursos hidroterapêuticos cuja finalidade é aquecer ou resfriar segmentos corporais ou o corpo como um todo.
		HIDROCINESIOTERAPIA*	Classe de recursos hidroterapêuticos cuja finalidade é promover movimento dos segmentos corporais ou do corpo como um todo em ambiente aquático.
		HIDROMECANOTERAPIA*	Classe de recursos hidroterapêuticos cuja finalidade é empregar as propriedades da mecânica dos fluidos no corpo ou em partes do corpo.
		BALNEOTERAPIA	Classe de recursos hidroterapêuticos aplicados por meio de banho.
FOTOTERAPIA	Categoria que inclui o uso terapêutico do efeito de radiações não ionizantes visuais ou não na interação com o corpo.	TERAPIA A *LASER*	Classe de recursos fototerapêuticos que empregam o *laser* de baixa potência.
		CROMOTERAPIA	Classe de recursos fototerapêuticos que empregam as diferentes frequências de ondas luminosas do espectro visível para o ser humano.

* Classes secundárias que foram repetidas em outras categorias primárias.

Fonte: Desenvolvido pela autoria.

Referências bibliográficas

1. Lianza S. Medicina de reabilitação. 3ª ed. Rio de Janeiro: Guanabara Koogan; 2001. 463 p.
2. Prentice WE. Modalidades terapêuticas para fisioterapeutas. Porto Alegre: Artmed; 2004. 472 p.
3. O'Sullivan SB, Schimitz TJ. Fisioterapia: avaliação e tratamento. 2ª ed. São Paulo: Manole; 1993. 775 p.
4. Brasil. Política Nacional de Práticas Integrativas e Complementares no SUS: uma ação de inclusão. Ciência & Saúde Coletiva. 2006;11:1-92.
5. Knight KL. Crioterapia no tratamento das lesões esportivas. São Paulo: Manole; 2000.
6. Lombardi G, Ziemann E, Banfi G. Whole-body cryotherapy in athletes: From therapy to stimulation. An updated review of the literature. Front Physiol. 2017;8(MAY):1-16.

7. Stone J. 10 Reasons - Icing Injuries is Wrong. Stone Athletic Medicine. 2015. p. 1-2. Disponível na Internet: http://stoneathleticmedicine.com/2015/02/10-reasons-icing-injuries-is-wrong/comment-page-1/ (23 jul 2021).

8. Guan J, Yuan S, Wu H, Na R, Wu X, Wang X. Effectiveness and safety of traditional chinese medical bath therapy combined with ultraviolet irradiation in the treatment of psoriasis : A systematic review and meta- analysis of randomized controlled trials. 2017;1-19.

9. Blain H, Bernard PL, Canovas G, Raffort N, Desfour H, Soriteau L et al. Combining balneotherapy and health promotion to promote active and healthy ageing: the Balaruc-MACVIA-LR®approach. Aging Clin Exp Res. 2016;28(6):1061-5.

10. Forestier R, Erol Forestier FB, Francon A. Spa therapy and knee osteoarthritis: A systematic review. Ann Phys Rehabil Med. 2016;59(3):216-26.

11. Naumann J, Sadaghiani C. Therapeutic benefit of balneotherapy and hydrotherapy in the management of fibromyalgia syndrome: a qualitative systematic review and meta-analysis of randomized controlled trials. Arthritis Res Ther. 2014;16(4):R141. Disponível na Internet: http://arthritis-research.biomedcentral.com/articles/10.1186/ar4603 (23 jul 2021).

12. Groven FMV, Zwakhalen SMG, Odekerken-Schröder G, Joosten EJT, Hamers JPH. How does washing without water perform compared to the traditional bed bath: A systematic review. BMC Geriatr. 2017;17(1):1-16. Disponível na Internet: http://dx.doi.org/10.1186/s12877-017-0425-4 (23 jul 2021).

CAPÍTULO 12

O Fisioterapeuta Formado na Universidade de Brasília

Verificamos no início deste livro que, no Brasil, existe um conjunto de normas que pode ser analisado segundo a lógica da pirâmide idealizada por Hans Kelsen e orienta a formação de profissionais em nível superior. Se aplicarmos o modelo ilustrado na Figura 3.2, no Capítulo 3, para a realidade de formação nas instituições de ensino superior (IESs) brasileiras, teremos uma organização dos documentos oficiais que regulamenta a formação de fisioterapeutas, conforme aqui esquematizado na Figura 12.1.

Partindo da base dessa pirâmide – em uma sequência cronológica do período mais contemporâneo para o mais antigo, organizado da direita para a esquerda –, encontramos os contratos, as sentenças, os planos de ensino, os atos de coordenação e as circulares, emitidos semestralmente pelos coordenadores do curso de cada IES brasileira. Isso constitui o primeiro conjunto de normas preconizado para ser elaborado por escolha e decisão coletivas.

Na Universidade de Brasília (UnB), as escolhas e decisões coletivas ocorrem no âmbito do Colegiado do Curso de Fisioterapia da Faculdade de Ceilândia, presidido pelo coordenador do curso. Para exemplificarmos esse processo de escolhas e tomadas de decisão com base no conceito de hierarquia das normas, ilustrado pela pirâmide de Kelsen, organizamos o Quadro 12.1.

Iniciando pela coluna da esquerda, e partindo da base deste modelo em pirâmide, encontramos os contratos e as sentenças que são individuais e destinados a normatizar situações e ocorrências pontuais. Bons exemplos seriam os contratos de estágio não obrigatórios e os contratos e convênios específicos para desenvolver atividades de ensino, pesquisa e extensão, que, na UnB, em particular no curso de Fisioterapia, são firmados por meio de demandas resultantes de interesses diversos. Estes surgem em diferentes períodos do fluxo de formação, motivados por interesses particulares ou coletivos de estudantes e de professores.

Na UnB, em consulta à Diretoria de Apoio a Projetos Acadêmicos do Decanato de Administração e Finanças, é possível encontrar o local onde se encontram os contratos e convênios vigentes. Em uma rápida verificação – à época da redação deste livro – dos contratos e convênios disponíveis na Internet, foi possível verificar a diversidade de interesses dentro de uma universidade do porte da UnB. Com relação aos contratos de estágio não obrigatórios, os mais comumente observados

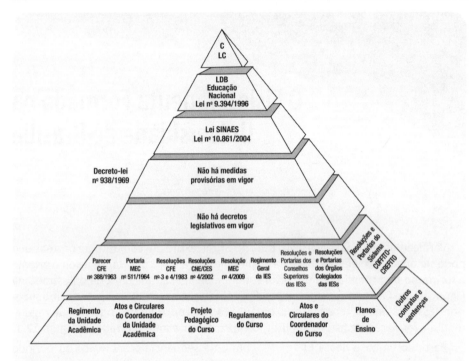

Figura 12.1. Distribuição dos documentos que regulamentam a formação universitária em instituições de ensino superior brasileiras, segundo o modelo em pirâmide de Hans Kelsen.
Fonte: Modificada de Oguisso e Schmidt (1999).[1]

na rotina do curso de Fisioterapia são os intermediados pelo Centro de Integração Empresa-Escola (CIEE) ou por clínicas particulares de Fisioterapia. Apesar de serem bem frequentes e de muito interesse dos estudantes que buscam precocemente entrar em contato com ambientes de exercício da profissão escolhida, em grande parte são locais que exploram de forma muito comercial (hegemônica) e pouco educativa a presença do estudante estagiário de Fisioterapia.

Ainda que os estágios não obrigatórios sejam firmados em contratos específicos, estes últimos devem guardar o que foi regulado nas leis hierarquicamente superiores. No caso desses estágios, prevalece o normatizado: na Lei nº 11.788/2008,[2] que dispõe sobre estágio de estudantes; nas resoluções e portarias da IES; e nas do Sistema COFFITO-CREFITO; bem como em outras normas que regulam relações de trabalho para estudantes; e, em algumas IES, em regulamentos específicos que possam existir a depender do curso considerado.

Na UnB, o curso de Fisioterapia tem uma regulamentação específica para estágios não obrigatórios, a qual estava disponível para consulta na Internet pelo *site* da Faculdade de Ceilândia, na seção destinada ao curso de Fisioterapia – uma lista com ícones disponibiliza os principais documentos regulamentadores do curso. Dentre esses documentos, o que orienta a concessão de contratos para estágios não obrigatórios

O Fisioterapeuta Formado na Universidade de Brasília **155**

Quadro 12.1. Relação entre os documentos normativos da Universidade de Brasília e as normas federativas organizadas segundo o conceito de hierarquia das normas, como ilustrado pela pirâmide de Kelsen.

Pirâmide de Kelsen	Hierarquia das normas	Normas federativas	Documentos da Universidade de Brasília
TOPO	Constituição de leis constitucionais	Constituição Federal de 1988	
CORPO	Leis ordinárias e delegadas	Lei de Diretrizes e Bases da Educação Nacional nº 9.394/1996	
		Lei SINAES nº 10.861/2004	
	Medidas provisórias (decretos-lei)	Decreto-lei nº 938/1969	
	Decretos legislativos	Não havia no momento da elaboração deste livro	
	Resoluções e portarias	Parecer CFE nº 388/1963	
		Portaria MEC nº 511/1964	
		Resoluções CFE nº 03 e nº 04/1983	
		Resolução CNE/CES nº 4/2002	
		Resolução MEC nº 4/2009	
		Resoluções e portarias do Sistema COFFITO-CREFITO	
		Regimento Geral das IESs	Estatuto e Regimento Geral da Universidade de Brasília
		Resoluções e portarias dos Conselhos Superiores das IESs	Resoluções e portarias do Conselho de Ensino, Pesquisa e Extensão (Cepe) e do Conselho Universitário (Consuni) da Universidade de Brasília
		Resoluções e portarias dos Órgãos Colegiados das IESs	Resoluções e portarias dos Decanatos da Administração Superior da Universidade de Brasília

continua

156 História da Fisioterapia no Brasil

Quadro 12.1. Relação entre os documentos normativos da Universidade de Brasília e as normas federativas organizadas segundo o conceito de hierarquia das normas, como ilustrado pela pirâmide de Kelsen. *(Continuação)*

Pirâmide de Kelsen	Hierarquia das normas	Normas federativas	Documentos da Universidade de Brasília
BASE	Contratos e sentenças	Regimento da Unidade Acadêmica	Ainda em construção até a data de publicação deste livro
		Atos e circulares do Coordenador da Unidade Acadêmica	Atos designando a cada mandato o coordenador do curso de Fisioterapia; circulares informando decisões colegiadas e outros
		Projeto Pedagógico do Curso	Projeto Pedagógico do Curso de Fisioterapia da Faculdade de Ceilândia da Universidade de Brasília
		Regulamentos do Curso	Regulamento dos estágios obrigatórios e não obrigatórios; Manual de Estágio Obrigatório; Regulamento do Trabalho de Conclusão do Curso; Regulamento das Atividades Complementares e outros institucionais (iniciação científica, iniciação à extensão etc.)
		Atos e circulares do Coordenador do Curso	Atos criando e alterando a constituição do Núcleo Docente Estruturante do curso de Fisioterapia (atendendo à Resolução CONAES 1/2010 e às escolhas e decisões do Colegiado do Curso); circulares informando decisões colegiadas e outros
		Planos de Ensino	Documentos individualizados por disciplina
		Outros contratos e sentenças	Contratos específicos para estágio de estudantes pelo CIEE, convênios específicos de parceria entre entidades de diferentes naturezas jurídicas e a Universidade de Brasília

Fonte: Desenvolvido pela autoria.

reforça que, no curso de Fisioterapia da UnB, serão admitidas as modalidades de estágio obrigatório e não obrigatório somente a partir do 6º semestre de integralização do curso por, no máximo, 20 horas semanais e com uma quantidade máxima de créditos a serem integralizados como atividades complementares.

Este documento ainda estabelece quatro condições para firmar o contrato de estágio não obrigatório:

i. Ter concluído algumas disciplinas como pré-requisito.

ii. Caracterizar uma das áreas de estágio preconizadas no Projeto Pedagógico do Curso (PPC).

iii. Existir um fisioterapeuta devidamente registrado em seu conselho de classe, que receberá o estagiário no ambiente de trabalho em uma relação de, no máximo, três estagiários por fisioterapeuta.

iv. Ser aprovada a solicitação pelo colegiado do curso, que analisa o cumprimento de todas as condições anteriores e a contribuição da proposta de estágio na formação do estudante que a solicita.

De volta ao Quadro 12.1, ainda na base da hierarquia das normas, encontramos os planos de ensino. Estes um pouco parecidos com os contratos e convênios supracitados no que se refere ao caráter individualizado e específico da normatização, diferem quanto à sua destinação, visto que não foram criados para regulamentar as situações e ocorrências pontuais e por demanda, mas sim para regulamentar as atividades do semestre a serem realizadas no âmbito de uma disciplina.

Os planos de ensino de cada disciplina podem ser considerados unidades formativas no curso de Fisioterapia, que refletem em si não somente a aquisição de conteúdo, de habilidades e de competências desejados no formando, mas também todo um conjunto de normas que justifique as decisões posicionadas para a disciplina em respeito ao que foi normatizado em níveis acima da pirâmide regulamentadora da formação universitária no Brasil. Por esse motivo, os planos de ensino, além de conteúdos, carregam em seus textos, os objetivos, métodos, cronogramas, formas de avaliação do ensino-aprendizagem e seu peso predeterminado em normas superiores, devendo garantir, no processo formativo do fisioterapeuta, a concretização do idealizado na Constituição Federal de 1988 e nas leis elaboradas conforme o encadeamento legislativo já apresentado.

Em linhas gerais, os planos de ensino atuam como contratos estabelecidos no início de cada disciplina, regulamentando a relação entre os estudantes e seus professores, cabendo ao docente – autoridade definida por lei – conceber e elaborar esses documentos. No artigo 13 da Lei nº 9.394, de 20 de dezembro de 1996, que estabelece as diretrizes e bases da educação nacional,[3] está declarado que aos docentes compete elaborar e cumprir o plano de trabalho, segundo a proposta pedagógica do estabelecimento de ensino. Assim, cabe ao professor responsável pela disciplina o dever de incorporar na redação desses planos de ensino a ementa originalmente preconizada no PPC, bem como os regulamentos vigentes em torno do projeto. O professor ainda possui a liberdade para, dentro de sua *expertise*, planejar, replanejar e atualizar, a cada semestre, como a disciplina será ministrada. Assim, durante a integralização do curso de Fisioterapia, a cada semestre, os estudantes e os professores firmam compromissos legalmente definidos nos planos de ensino.

Observe o quanto todo esse processo é complexo e envolve o ajuste acurado de obediência às normas vigentes, sem deixar de incorporar as mudanças necessárias a cada semestre, para que a disciplina não se desatualize. Isso quer dizer que os professores precisam balancear de um lado o respeito às normas e do outro as adaptações necessárias para que as disciplinas de uma matriz curricular continuem sendo aprimoradas perante as evoluções dos saberes e fazeres, bem como da identidade dos fisioterapeutas.

As evoluções são progressivas e contínuas, e com o passar do tempo, fisioterapeutas aprimoram seus conhecimentos, suas atividades processuais e seus instrumentos, bem como sua inserção quanto a atribuições profissionais em uma sociedade com a mesma dinâmica de evolução. Assim, incorporar as mudanças significa fortalecer a identidade do fisioterapeuta enquanto profissional que toma posse de seu papel social nos contextos de sua atuação.

Para garantir o atendimento a essa dinâmica de evolução diante da complexidade apresentada durante a concepção, a consolidação e a atualização da unidade formativa mencionada (o plano de ensino), os cursos de formação acadêmico-universitária no Brasil são idealizados em torno de uma proposta de formação concretizada na criação do PPC. Este é inicialmente mencionado no artigo 12 da referida Lei nº 9.394/1996, que delega às IES a incumbência de elaborá-lo e executá-lo, respeitadas as normas comuns. Ainda na base da pirâmide proposta por Kelsen, o PPC define linhas gerais para os principais Regulamentos do Curso, que podem incluir regimentos, manuais e normas de conduta. Alguns exemplos de regulamentos aplicados ao curso de Fisioterapia da Faculdade de Ceilândia estão agrupados na coluna dos Documentos da UnB, elencados no Quadro 12.1.

Uma vez elaborado e vigente, o PPC de um curso de Fisioterapia deverá ser usado como instrumento de gestão pelo coordenador de curso que preside um Colegiado – instância responsável pela coordenação didática dos cursos e da qual fazem parte representantes docentes, técnico-administrativos, discentes e outros, conforme definido no Estatuto e Regimento Geral da Universidade de Brasília – norma que também assume sua posição no corpo da pirâmide.

O Colegiado é a instância deliberativa sobre políticas, estratégias e rotinas acadêmicas e administrativas. É, portanto, a instância que toma as decisões pertinentes ao curso. Compete ao coordenador do curso (instância executiva) gerenciar as atividades programadas e representar o Colegiado do Curso nas demais instâncias da Universidade e fora dela.

Em paralelo ao trabalho do Colegiado do Curso, executado na figura do coordenador do curso, conforme o PPC e com caráter mais consultivo, foi proposta e normatizada pela Resolução nº 01, de 17 de junho de 2010, do Conselho Nacional de Avaliação da Educação Superior (Conaes), a criação dos Núcleos Docentes Estruturantes (NDEs), cujas atribuições seriam acompanhar e atuar no processo de concepção, consolidação e contínua atualização do PPC.[4]

Constituído exclusivamente por professores que exercem liderança acadêmica e atuação marcante no desenvolvimento do curso, compete ao NDE contribuir para a consolidação do perfil de fisioterapeuta egresso, definido em todo o encadeamento hierárquico das normas, zelando pela integração da matriz curricular interdisciplinar entre as diferentes atividades de ensino, indicando formas de incentivar o desenvolvimento de linhas de pesquisa e extensão demandadas pelas mudanças nas realidades regional, nacional e mundial, proposta pela evolução da Fisioterapia, e, em geral, zelando pelo cumprimento das Diretrizes Curriculares Nacionais no curso.[5]

Avançando, mas ainda utilizando a hierarquia das normas ilustrada no Quadro 12.1, o último degrau na base da pirâmide seria o Regimento de Unidade Acadêmica – no caso do exemplo considerado neste capítulo: a Faculdade de Ceilândia. Contudo, até o momento da publicação desta obra, a Faculdade de Ceilândia ainda não elaborou seu regimento, permanecendo as regulamentações do Estatuto e Regimento Geral da Universidade de Brasília como norma de consulta para a unidade acadêmica. Em suas devidas instâncias para a Unidade Acadêmica ou para o Curso, os atos e as circulares dos gestores em exercício, designados por mandato, também constituem instrumentos legislativos do cotidiano de funcionamento do nosso exemplo.

Antes de prosseguirmos, notem que acabamos de descrever o processo legislativo para formação do fisioterapeuta, tomando como exemplo o curso de Fisioterapia da Faculdade de Ceilândia na UnB. Salvo alguns apontamentos de normas em níveis hierárquicos superiores, nós focamos os contratos e sentenças que constituem a base das normas para formação do fisioterapeuta no Brasil. A seguir, analisaremos o conjunto de normas que formam o corpo da hierarquia para formação de fisioterapeutas, independentemente da instituição em que eles se formaram.

O primeiro estrato do corpo da pirâmide neste exemplo é formado pelas resoluções e portarias dos conselhos superiores da universidade que oferece um curso de Fisioterapia e tem autonomia para regulamentar como será a formação de seus estudantes – respeitados obviamente os documentos legais que lhe são superiores. Na UnB, o órgão máximo dentre os conselhos superiores é o Conselho Universitário (Consuni), seguido do Conselho de Ensino, Pesquisa e Extensão (Cepe), que delibera sobre as matérias de caráter mais acadêmico, científico, cultural e artístico. Toda a administração superior tem por primícias garantir o cumprimento do Estatuto e Regimento Geral da Universidade de Brasília.

Subindo na hierarquia das normas e saindo das universidades, deparamo-nos com as resoluções e portarias do Sistema COFFITO-CREFITO. Trata-se de um conjunto de autarquias que tem como estrutura administrativa superior o Conselho Federal de Fisioterapia e Terapia Ocupacional (COFFITO) – como visto anteriormente, uma autarquia federal criada em, e atuante desde, 1975, para normatizar e exercer o controle ético, científico e social das profissões de fisioterapeuta e terapeuta ocupacional. Apesar de não ter como finalidade primária legislar sobre a formação do fisioterapeuta, as resoluções e portarias do Sistema COFFITO-CREFITO acabam por influenciar o processo formativo. Neste ponto de nossa análise, à luz da hierarquia das normas, presenciamos um conjunto de normas (Resoluções MEC nº 4/2009; CNE/CES nº 04/2002; CFE nº 03 e nº 04/1983; Portaria MEC nº 511/1964 e Parecer nº CFE 388/1963) que retratam praticamente dois Brasis: o contemporâneo, com normas de formação que preconizam um fisioterapeuta generalista, humanista, crítico e reflexivo, capacitado a atuar em todos os níveis de atenção à saúde, com base

160 História da Fisioterapia no Brasil

no rigor científico e intelectual; e o de uma República que precedeu e presenciou um longo regime militar com normas de formação de um técnico em Fisioterapia para executar procedimentos recomendados por médicos em uma política de saúde neoliberalista.

Do parecer de 1963 às atuais resoluções de 2002 e 2009, a formação do fisioterapeuta no Brasil está fortemente alicerçada em um sistema universitário que, segundo a professora Maria de Fátima de Paula,[6] faz parte de uma instituição universitária jovem quando comparada aos cenários da América Latina e do mundo. Reforço que a instituição tem a responsabilidade de formar cidadãos críticos e participativos. Quanto à formação de fisioterapeutas, as instituições brasileiras não deixam nada a desejar com relação às referências mundiais, pois são apontadas junto às tradicionais instituições australianas, norte-americanas e canadenses, com notório destaque no cenário mundial.

Nos últimos anos, o modelo brasileiro tem sido exemplo de formação universitária de fisioterapeutas e de produção científica em Fisioterapia. Quem sabe isso nos projete como possível modelo de formação a ser exportado para outras nações.

A Universidade de Brasília como modelo de formação contra-hegemônica

Na minha busca por informações para escrever este texto, foi gratificante notar que, ao contrário do ano em que trabalhamos o PPC de Fisioterapia da Faculdade de Ceilândia da UnB, em 2008, já se encontra disponível hoje uma quantidade suficiente de literatura para embasar reflexões sobre os modelos de formação de fisioterapeutas – e isso nos permite ponderar sobre como eles foram, são e serão formados no Brasil. Na ocasião de concepção do PPC que irei relatar a seguir, não tínhamos disponíveis, por exemplo, as reflexões do fisioterapeuta e professor José Patrício Bispo Júnior,[7] ou o estudo da fisioterapeuta e professora Isabella Dantas da Silva e de sua colaboradora enfermeira e professora Maria de Fátima de Araújo Silveira.[8] Tampouco dispúnhamos das percepções de graduandos em Fisioterapia do Distrito Federal, reveladas pelo trabalho coordenado pela colega e professora Patrícia Maria Fonseca Escalda.[9] Tínhamos apenas minhas motivações, as da professora Vera Regina Fernandes Silva Marães e as do professor Gerson Cipriano Junior, que, com o apoio de nosso corpo dirigente, contribuímos para a idealização dos PPCs dos cursos de Fisioterapia e de Terapia Ocupacional.[a] O primeiro PPC foi publicado em formato de relato de experiência no artigo que se encontra disponível, desde 2010, na revista *Fisioterapia em Movimento*.[10]

Assim, mesmo não tendo a análise da contradição – de um lado, representada pelo grande contingente de profissionais aptos a prestar assistência; do outro, por uma população desassistida e com carência de oferta de serviços em saúde – entre o número de profissionais existentes e as necessidades de assistência da população,[7] concebemos uma proposta em que um dos eixos de formação incluía o Sistema Único de Saúde (SUS), considerado o mediador capaz de solucionar tal

---

[a] Na ocasião de preparação dos projetos pedagógicos, não contávamos ainda com professores terapeutas ocupacionais na Faculdade de Ceilândia. Coube, então, aos professores do curso de Fisioterapia conceber a primeira versão do PPC de Terapia Ocupacional.

contradição, aproximando a Fisioterapia das demandas populacionais. Quebrando levemente a formação de fisioterapeutas interessados em ser profissionais liberais – mesmo havendo resistência de alguns colegas docentes, bastante apegados às suas tradicionais formações –, conseguimos implementar o modelo proposto desde o início e fomos certeiros em resistir e mantê-lo, haja vista o reconhecimento externo que o curso de Fisioterapia da UnB conquistou.

Optamos por um modelo de integralização do curso, ilustrado por uma trajetória espiral cônica perpassando três eixos principais, que representam: o saber (os conteúdos), o fazer (as habilidades) e o ser (as competências) fisioterapeuta (Figura 12.2). Para não nos distanciarmos do recomendado pelas Diretrizes Curriculares Nacionais, o eixo dos saberes sempre retoma, no avançar do trajeto espiral, o conteúdo das ciências biológicas e da saúde, das humanas e das sociais, dos conhecimentos biotecnológicos e do propriamente fisioterapêutico – cada vez com maior aprofundamento no que se refere à complexidade de conteúdo, do início ao fim do curso. Por ser

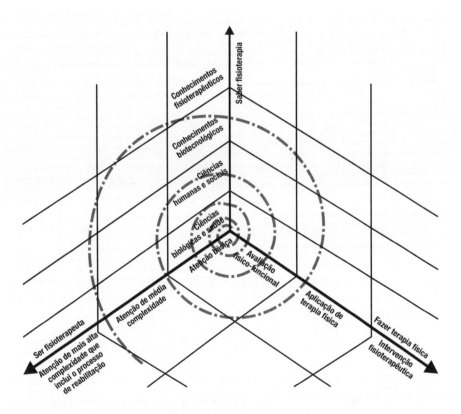

Figura 12.2. Espiral que ilustra como os conteúdos de formação do curso de Fisioterapia da Universidade de Brasília são abordados para integrar o saber Fisioterapia, o fazer terapia física e o ser fisioterapeuta.
Fonte: Desenvolvida pela autoria.

em espiral, já no início da sua formação, a matriz curricular também explora habilidades do eixo dos fazeres, partindo de métodos e técnicas de avaliação físico-funcional pelos protocolos de aplicação da terapia física e pelo planejamento da intervenção fisioterapêutica. Simultaneamente, o estudante adquire competências para a assistência em saúde prestada por baixo nível de complexidade (atenção básica) até níveis mais complexos de atenção à saúde, conforme preconizado pelo SUS.

O modelo tem inúmeras potencialidades; por exemplo, impede a tendência viciosa de o fisioterapeuta tomar a parte pelo todo em seu processo de intervenção de forma especializada. Outro exemplo é a reorganização dos saberes da Fisioterapia – outro eixo desse modelo – em uma estrutura de núcleos que respeita os quatro conjuntos de conteúdos essenciais definidos nas Diretrizes Curriculares Nacionais,[11] sobretudo por terem sido desenvolvidos em uma trama de conteúdos redistribuídos por módulos e blocos temáticos, privilegiando um ponto de partida na visão do todo.

Os conteúdos de base molecular e metabólica e as questões de hereditariedade configuram ainda outro exemplo de redistribuição na lógica da progressão em espiral. Em sua matriz curricular mais recente, encontraremos disciplinas como Do Átomo à Célula, Do Gene à Vida e Integração Metabólica. Os conteúdos de base celular, tecidual e sistêmica foram organizados em disciplinas denominadas Organização Morfofuncional e Desenvolvimento Humano, Suporte e Movimento, e Integração dos Processos Vitais. Por sua vez, os conteúdos relativos aos agentes patológicos das mais diversas naturezas, seus eventos fisiopatológicos e mecanismos de agressão, bem como os mecanismos de defesa por eles desencadeados, foram distribuídos em disciplinas denominadas Sistema Imunitário, Processos Patológicos e Agentes Infecciosos.

Destaco aqui dois principais obstáculos que vivenciamos na implementação desse modelo: o docente, que tradicionalmente ministrava esses conteúdos em compartimentos segundo a sua lógica de formação, biologicamente definida em especialidades, passou a ter de compartilhar seus ensinamentos, em disciplinas temáticas, com outros docentes e com um propósito único no que se refere à aquisição de habilidades e competências desejadas; e a carência de literatura que aborde esses conteúdos em um único título literário. (Não era incomum ministrarmos uma disciplina baseando-nos em quatro ou mais referências bibliográficas bem distintas.)

Nessa espiral de formação, ao longo do eixo dos saberes do fisioterapeuta, os conteúdos relativos às ciências humanas e sociais tinham igual proporção de créditos quando comparados aos relativos às ciências biológicas e da saúde – garantindo, assim, posição de igualdade e respeito a um modelo verdadeiramente biopsicossocial e não privilegiando o modelo biomédico nem o dos determinantes sociais. Ainda, ao longo do eixo dos saberes, os conhecimentos biotecnológicos foram organizados no núcleo que chamamos de Instrumentalização em Fisioterapia, no qual quatro módulos foram estruturados:

   i. Módulo dos Fundamentos da Fisioterapia.

   ii. Módulo da Fisioterapia Baseada em Evidências.

   iii. Módulo dos Seminários Integrativos.

   iv. Módulo de Gestão de Serviços e Recursos Humanos em Fisioterapia.

Dentre esses, somente o último é o próprio bloco temático (tema único), estando os demais organizados em mais de um bloco, correspondente às unidades de formação (blocos temáticos = disciplinas) e descrito dentro do núcleo e dos respectivos módulos dos quais faz parte, conforme esquematizado na Figura 12.3.

O núcleo de Instrumentalização em Fisioterapia engloba os quatro módulos empilhados à esquerda na Figura 12.3. Os módulos de Fisioterapia Baseada em Evidências e de Fundamentos de Fisioterapia foram mais bem detalhados à direita da mesma figura, para que os blocos temáticos (disciplinas) que os constituem fossem bem descritos. Cada um corresponde a uma disciplina no fluxo de integralização de créditos do sistema acadêmico da UnB. Com exceção do módulo mencionado de Gestão de Serviços e Recursos Humanos em Fisioterapia – que constitui um módulo-bloco-disciplina (módulo constituído por bloco temático único) –, os demais módulos se subdividem em mais de um bloco temático (mais de uma disciplina).

O módulo dos seminários integrativos compõe uma série de cinco blocos temáticos (disciplinas), distribuídos por ano, em semestres intercalados para o fluxo de

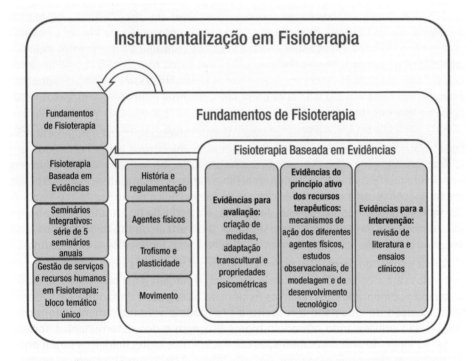

Figura 12.3. Organização dos blocos temáticos (disciplinas) e dos módulos dentro do núcleo de Instrumentalização em Fisioterapia, atendendo aos conhecimentos biotecnológicos preconizados nas Diretrizes Curriculares Nacionais. Os módulos de Fisioterapia Baseada em Evidências e de Fundamentos de Fisioterapia tiveram seus blocos temáticos (disciplinas) mais bem detalhados.
Fonte: Desenvolvida pela autoria.

formação sugerido de 5 anos. Constitui um espaço de contínua discussão e promoção da integração de conhecimentos entre estudantes matriculados nos diferentes cursos ofertados na Faculdade de Ceilândia, conduzidos por temas geradores que norteiam discussões e criam um ambiente profícuo para desenvolver habilidades e competências interprofissionais. É também o espaço no qual o requisito legal das Diretrizes Curriculares Nacionais, que rege a educação das relações étnico-raciais e para o ensino de histórias e culturas afro-brasileira e indígena, é principalmente cumprido.

O módulo de Fundamentos de Fisioterapia é composto por quatro blocos temáticos (disciplinas), dos quais três – História e Regulamentação, Agentes Físicos e Movimento – representam disciplinas que tratam dos conteúdos tradicionalmente abordados nos modelos de formação mais antigos. A diferença da formação atual para a tradicional está na forma e no aprofundamento com que essas temáticas são ministradas e progridem em disciplinas futuras, bem como na inclusão da disciplina Trofismo e Plasticidade. As bases biotecnológicas de aplicação dos principais recursos terapêuticos constituem uma reorganização dos conteúdos tradicionais ministrados em disciplinas no passado sob os nomes de: Fisioterapia Geral, Biofísica, Cinesiologia, Biomecânica, Controle Motor, entre outras.

Por fim, ainda no núcleo de Instrumentalização em Fisioterapia, destaca-se o módulo da Fisioterapia Baseada em Evidências, com seus três blocos temáticos (disciplinas). É nesse espaço que as evidências para avaliação (propriedades psicométricas) e compreensão do princípio físico ativo da terapia física e as evidências de efeito da intervenção fisioterapêutica são abordadas. No primeiro bloco (Fisioterapia Baseada em Evidências I), os estudantes são treinados a reconhecerem as características psicométricas dos instrumentos de avaliação que utilizam, adquirindo habilidades também para a criação de instrumentos novos e a adaptação transcultural dos já existentes em outras línguas.

No segundo bloco (Fisioterapia Baseada em Evidências II), os estudantes aprendem a consultar e a aplicar métodos científicos para a investigação da ação dos recursos terapêuticos em estudos observacionais e exploratórios, bem como a modelar e a desenvolver novas tecnologias diagnósticas, profiláticas, terapêuticas e assistivas. Aproveito a oportunidade para destacar uma disciplina optativa – Processo de Inovação em Tecnologia Assistiva –, criada para incorporar o uso de ferramentas de modelagem e desenvolvimento tecnológico na formação dos fisioterapeutas. Essa disciplina capacita os estudantes ao ato inventivo e trabalha a rota de desenvolvimento tecnológico para transferência de tecnologias para setores produtivos, com vistas ao treinamento da habilidade empreendedora nos estudantes em formação.

No terceiro bloco (Fisioterapia Baseada em Evidências III), finalmente discutimos os resultados de pesquisa que delinearam ensaios clínicos randomizados para investigar efeitos de protocolos que aplicaram terapia física e análises sistemáticas da literatura em revisões com ou sem metanálise.[b]

---

[b] A metanálise é uma técnica estatística especialmente desenvolvida para integrar os resultados de dois ou mais estudos independentes sobre uma mesma questão de pesquisa, combinando, em uma medida-resumo, os resultados desses estudos.

Percebam que, até o momento, descrevi somente o desenvolvimento no eixo dos saberes, destacando como os conteúdos relacionados com as ciências e com os conhecimentos biotecnológicos foram rearranjados e quais as temáticas inovadoras foram incluídas, não mencionando ainda nesse eixo os conteúdos relacionados com os conhecimentos fisioterapêuticos. Convém reforçar que esses conteúdos disciplinares, reorganizados em uma nova lógica de abordagem, perpassam a todo momento os eixos do ser fisioterapeuta e do fazer terapia física na espiral de formação apresentada na Figura 12.2. O fato de termos representado a formação do estudante da Faculdade de Ceilândia em uma espiral em cone não foi por acaso. Essa conformação espacial mostra como os temas que se iniciam nos primeiros semestres são cada vez mais detalhados e aprofundados ao longo da formação contextualizada no modelo político de saúde como direito social.

O trajeto em espiral do ápice (início do curso) à base do cone (fim do curso) representa o alargamento e o aprofundamento gradual de estratégias de aprendizagem nos cenários de prática profissional, iniciados na forma de práticas de observação em disciplinas. Esse trajeto segue progredindo para práticas com mais integração e envolvimento dos estudantes em ambientes laboratoriais e partindo para práticas mais em campo e cenários de atuação do fisioterapeuta. Aqui, porém, ainda há pouco envolvimento dos estudantes em sua realização (mais observação), até que a prática comece a fazer parte do planejamento decisório e da aplicação da intervenção com envolvimento mais autônomo do estudante – cujo fim será o estágio obrigatório nos semestres finais desse fluxo de formação.

O núcleo dos Conhecimentos Fisioterapêuticos – ponto mais alto dos saberes em Fisioterapia, na base da espiral – conta com interfaces que passam pelo eixo e pelo espaço do ser fisioterapeuta, organizado em nossa matriz curricular de formação pelos níveis de atenção em saúde (Atenção Básica, Atenção de Média Complexidade e Atenção de Alta Complexidade) e pelo fazer terapia física baseada em evidências de como avaliar, como decidir e como aplicar a intervenção fisioterapêutica nesses níveis de atenção. Trata-se aqui de um arranjo totalmente atrelado ao modelo contra-hegemônico de quebra da fragmentação presente nas especialidades do modelo hegemônico – que trabalha procedimentos comercializáveis. A organização curricular adotada nessa proposta pode ser consultada em nosso projeto pedagógico, disponível no *site* da Faculdade de Ceilândia, no endereço eletrônico: <http://fce.unb.br>.

Tenho muito orgulho em relatar que o projeto pedagógico exemplificado neste capítulo não é mais meramente fruto do devaneio dos três professores pioneiros na implantação do curso de Fisioterapia da Faculdade de Ceilândia. Desde a primeira turma, que colou grau em 2013, semestralmente temos colocado no mercado de trabalho fisioterapeutas que, ao contrário do que autores identificaram em seus estudos,[7,9,12,13] reconhecem-se na atenção básica e em mais altas complexidades, buscando ou criando novas oportunidades de trabalho para além da Saúde Suplementar (clínicas, centro de reabilitação e hospitais) – o resquício da política neoliberalista que ainda assombra o SUS. Nossos egressos possuem formação em métodos de ensino e organização curricular baseados nas demandas sociais e nas políticas públicas de saúde, com total envolvimento nas políticas institucionais e governamentais na região geográfica em que estamos inseridos e trabalhando: o Distrito Federal. Dos egressos que acompanhei, todos estão fazendo diferença em seus

166 História da Fisioterapia no Brasil

locais de trabalho. O reconhecimento externo do curso de Fisioterapia da UnB já aponta nosso curso entre os primeiros mais bem qualificados pelos *rankings* publicados pelos mais diversos meios de comunicação no Brasil. No ano de 2015, por exemplo, fomos qualificados pelo Ranking Universitário Folha (RUF) como o terceiro melhor curso de Fisioterapia do Brasil, ficando atrás apenas das tradicionais Universidade de São Paulo (USP) e Universidade Federal de Minas Gerais (UFMG), respectivamente, a primeira e a segunda colocadas no RUF.

Desejo que a presente obra faça diferença em sua formação, com um olhar realmente crítico e reflexivo, fundamentado nos modelos e nas tendências mais atuais de formação de fisioterapeutas para uma realidade coerente com a atual política de saúde brasileira. Muito obrigado por dedicar seu tempo à leitura deste livro, que representa 13 anos de amadurecimento obtido pelo ensino da disciplina de Fundamentos da Fisioterapia para os ingressos no curso de Fisioterapia da UnB.

Referências bibliográficas

1. Oguisso T, Schmidt MJ. Sobre a elaboração de normas jurídicas. Rev da Esc Enferm da USP. 1999; 33(2):175-85.
2. Presidência da República do Brasil. Lei nº 11.788, de 25 de setembro de 2008, sobre o estágio de estudantes. Disponível na Internet: http://www.planalto.gov.br/ccivil_03/_ato2007-2010/2008/lei/l11788.htm (24 jul 2021).
3. Presidência da República do Brasil. Lei nº 9.394, de 20 de dezembro de 1996, que estabelece as Diretrizes e Bases da Educação Nacional. 1996. p. 29.
4. CONAES. Resolução nº 01, de 17 de junho de 2010, que normatiza o Núcleo Docente Estuturante e dá outras providências. 2010.
5. DCN Fisioterapia. [citado em 10 mar 2015]. Disponível na Internet: http://portal.mec.gov.br/cne/arquivos/pdf/pces1210_01.pdf (24 jul 2021).
6. Paula MF. A formação universitária no Brasil: concepções e influências. 2008;71-84.
7. Bispo Júnior JP. Formação em fisioterapia no Brasil: reflexões sobre a expansão do ensino e os modelos de formação. História, Ciências, Saúde-Manguinhos. 2009 Sep [citado em 21 mar 2015];16(3):655-68. Disponível na Internet: http://www.scielo.br/scielo.php?script=sci_arttext&pid=S0104-59702009000300005&lng=pt&nrm=iso&tlng=pt (24 jul 2021).
8. Silva ID, Silveira MFA. A humanização e a formação do profissional em fisioterapia. Cien Saude Colet. 2011 [citado em 21 mar 2015];16:1535-46. Disponível na Internet: http://www.scielo.br/scielo.php?script=sci_arttext&pid=S1413-81232011000700089&lng=pt&nrm=iso&tlng=pt (24 jul 2021).
9. Almeida SM, Martins AM, Escalda PMF. Integralidade e formação para o Sistema Único de Saúde na perspectiva de graduandos em Fisioterapia. Fisioter e Pesqui. 2014;21(3):271-8.
10. Marães VRFS, Martins EF, Cipriano Junior G, Acevedo AC, Pinho DLM. Projeto pedagógico do curso de Fisioterapia da Universidade de Brasília. Fisioter em Mov. 2010 Jun [citado em 21 mar 2015];23(2):311-21. Disponível na Internet: http://www.scielo.br/scielo.php?script=sci_arttext&pid=S0103-51502010000200014&lng=pt&nrm=iso&tlng=pt (24 jul 2021).
11. CNE/CES. Resolução CNE/CES nº 4, de 19 de fevereiro de 2002, que institui Diretrizes Curriculares Nacionais do Curso de Graduação em Fisioterapia. Brasil; 2002. p. 1-5.
12. Almeida ALDJ, Guimarães RB. O lugar social do fisioterapeuta brasileiro. Fisioter e Pesqui. 2009;16(1):82-8. Disponível na Internet: https://www.scielo.br/j/fp/a/btm7cdjkTQSKxyVgrvSwdJC/ (24 jul 2021).
13. Guedes MJ de P, Alves NB, Wyszomirska RM de AF. Ensino e práticas da fisioterapia aplicada à criança na formação do fisioterapeuta. Fisioter em Mov. 2013 Jun [citado em 21 mar 2015];26(2):291-305. Disponível na Internet: http://www.scielo.br/scielo.php?script=sci_arttext&pid=S0103-51502013000200006&lng=pt&nrm=iso&tlng=pt (24 jul 2021).

Posfácio

Quando recebi o convite do professor Emerson Fachin-Martins para escrever o posfácio de seu livro, eu o aceitei prontamente. Não sei dizer se por puro entusiasmo ou se por cumplicidade, já que estamos juntos desde o início da criação da Faculdade de Ceilândia da Universidade de Brasília (FCE/UnB), há 13 anos – tempo similar ao que temos nos dedicado, dentre outras tarefas, a discutir sobre as bases teórica e metodológica da formação profissional em saúde.

Nossas conversas, conhecidas por serem demoradas, têm ocorrido tanto nos espaços institucionais existentes – totalmente dedicados à tomada de decisão sobre a graduação em saúde – quanto naqueles pouco considerados, mas igualmente produtivos e potenciais – como é o caso do restaurante universitário, dos auditórios, dos corredores, das portas das salas de aula e, no caso específico do *campus* de Ceilândia, da calçada que separa os prédios da Unidade de Ensino e Docência e da Unidade Acadêmica, conhecida como Alameda das Corujas. Desse modo, temos aproveitado as oportunidades de que dispomos e conversado muito a respeito dos assuntos relacionados com o processo de ensino-aprendizagem.

Ao finalizar a leitura deste livro, que trata de uma profissão que não é a minha, percebi que o entusiasmo inicial e a cumplicidade construída nessa última década me credenciavam a escrever este posfácio. Sabem o que me deu tranquilidade para produzir o texto? O fato de o livro reunir, minimamente, duas questões sob as quais tenho me debruçado como educadora e docente universitária: a importância do reconhecimento dos saberes e fazeres profissionais como fundantes de uma boa prática e o desafio de aproximar as instituições formadoras de propostas curriculares de natureza interprofissional.

Para falar da importância do reconhecimento dos saberes e fazeres profissionais como diretamente relacionados com uma boa prática, vou me apoiar em uma distinção bem conhecida no campo da educação – aquela entre ser professor e ser educador. É antiga, mas se mantém atual! É certo que todo professor deveria ser um educador, ainda que nem sempre isso ocorra. Vou explicar melhor. Ser professor é ter uma profissão, mas ser educador – mesmo quando professor – requer bem mais que isso...

Se eu pudesse simplificar e resumir os inúmeros argumentos construídos a esse respeito, diria assim: o professor se responsabiliza por selecionar e abordar assuntos e informações relevantes, e o educador busca assegurar que a aprendizagem seja significativa; o professor é um profissional habilitado, e o educador não se limita a sê-lo; o professor transmite conteúdos, e o educador medeia processos educativos nos quais esses conteúdos ganham expressão e sentido; o professor pensa nas estratégias para melhor ensinar, enquanto o educador, dada sua natureza, busca estrategicamente criar oportunidades e desafios geradores de mais desenvolvimento, apropriação e aprendizagem. Dizem que ser professor tem validade. Ele deixa de ser professor quando se aposenta ou quando decide que não mais o será. O educador não! Ele seguirá educando, independentemente da profissão que exerça, da instituição em que atue ou fora dela! Por isso, os fisioterapeutas em formação precisam se atentar para o fato de que, por estarem se instrumentalizando profissionalmente, também deveriam tomar consciência da dimensão educativa do trabalho em saúde.

É importante ressaltar que nem todo professor pensaria em escrever um livro apresentando a profissão sobre a qual leciona, situando-a no tempo e na história, falando tão diretamente para aqueles que a procuram. Um educador, sim. Este livro, por exemplo, conta uma história, e seu narrador recorreu aos saberes que adquiriu no exercício da docência, e nisso reside seu valor! Não foi somente a profissão de fisioterapeuta que o levou a isso; foram, certamente, sua prática docente, as vivências em sala de aula e o contato estreito com estudantes e professores com os quais conviveu em sua trajetória acadêmica que o fizeram se dedicar a essa produção. É o que denominamos saber docente – e que apenas um educador é capaz de reconhecer e dele se apropriar, porque exige um exercício reflexivo sistemático sobre a própria experiência e uma articulação orgânica de conhecimentos acumulados pelo campo profissional específico – com aqueles emergidos no exercício didático pedagógico, para que seja possível identificar as eventuais lacunas ou necessidades educativas e buscar supri-las.

Os conhecimentos técnicos e instrumentais indispensáveis à construção de uma identidade profissional foram muito bem trabalhados neste livro. No entanto, para que essa profissão seja exercida em sua plenitude, terão de ser incorporados saberes de outras profissões – daí por que comentei que este livro provoca outra questão igualmente relevante: o desafio de aproximar as instituições formadoras de propostas curriculares de natureza interprofissional. Sobre isso, já se dispõe de estudos que identificam a formação centrada exclusivamente nos saberes da própria área ou na aprendizagem restrita aos estudantes de uma mesma profissão como uniprofissional. Nela, há maior tendência para considerar a profissão escolhida como sendo melhor ou superior às demais. Essa tendência, além de criar ou reafirmar hierarquias entre as funções e os valores de cada profissão, tem sido apontada como capaz de, por exemplo, limitar a comunicação entre os profissionais das equipes de saúde e é uma das principais causas de comprometimento da segurança do paciente.

Existem consensos na literatura nacional e internacional, alguns disseminados e outros produzidos pela Organização Mundial da Saúde (OMS), demonstrando que a interconectividade e a complementariedade de papéis profissionais no cuidado à saúde levam à prática colaborativa; otimizam e fortalecem o sistema e os serviços de saúde; melhoram os resultados de saúde; ampliam o acesso, a estruturação e a coordenação da assistência; diminuem complicações de saúde dos usuários dos serviços públicos, o tempo de permanência e as internações hospitalares, as taxas de erros clínicos, assim como minimizam a tensão e o conflito entre cuidadores.

Do mesmo modo, há evidências de que uma formação que preze ou promova a interação e a cooperação entre os estudantes de diferentes áreas (formação interprofissional) clareia o entendimento sobre as especificidades de cada profissão e revela que a própria aprendizagem dos papéis profissionais pode ser integrada a normas, valores e comportamentos da profissão, de maneira a possibilitar reflexões e discussões interativas e francas a respeito dos mitos ou equívocos relacionados com o desenvolvimento de pertença a cada uma dessas profissões. Por certo, todas as profissões têm seu valor social ditado historicamente, podendo variar no decorrer do tempo por serem fortemente influenciadas pelo ambiente cultural no qual se desenvolvem, pelo mercado de trabalho e pela mídia ou por sua importância nos contextos familiares. Trata-se de um valor que, quando compartilhado socialmente, determina e explica o predomínio da escolha por essa ou aquela profissão – daí a importância de se refletir sobre identidade e formação uni e interprofissional.

Este livro traz elementos importantes para que os estudantes ingressantes nos cursos de Fisioterapia, ou interessados na profissão, tenham uma primeira aproximação com suas bases conceituais, históricas, legais e normativas, que constituem sustentáculos teórico e prático da profissão. Trata-se de um material didático de apoio pedagógico, cuja atualidade e linguagem são seus principais atrativos. Além disso, mescla a experiência docente de seu autor com o aprendizado adquirido ao participar ativamente da construção da proposta pedagógica institucional da FCE/UnB – marcadamente de caráter interprofissional. É uma obra que procura reunir os aportes já disponíveis sobre o exercício profissional e dar algumas respostas às inquietações dos estudantes sobre os fazeres e os saberes de sua futura atuação.

Profa. Dra. Clélia Maria de Sousa Ferreira Parreira

Pedagoga, Mestra em Educação, Doutora em Psicologia pela
Universidade de Brasília,

Pós-doutorado em Saúde Coletiva pela
Universidade Estadual Paulista – Unesp/Botucatu,

Professora do Curso de Graduação em Saúde Coletiva da
Faculdade de Ceilândia da Universidade de Brasília.

Índice remissivo

A

Antiguidade, 88, 93
Antroposofia, 134
Associação
   Americana de Fisioterapia (American Physical
      Therapy Association), 115
   Brasileira de Fisioterapeutas (ABF), 18
Ato Médico, 50

B

Balneoterapia, 146

C

Casas de banho, 94
Cavitação, 139
Cinesiologia, 106
Cinesioterapia, 18, 131, 146
   medieval, 94
   moderna, 95
   primitiva, 92, 93
Classificação Internacional de Funcionalidade,
   Incapacidade e Saúde (CIF), 45
Código de ética, 75
COFFITO, 58, 67, 71
Condução, 134, 143
Confederação Mundial para a Fisioterapia (World
   Confederation for Physical Therapy WCPT), 115
Conferência de Alma-Ata, 42
Conhecimento fisioterápico, 11, 101
Conselho Federal de Educação, 67
Convalescença, 36
Convecção, 134, 143
Conversão, 134
Corporativismo profissional, 82
Correntes elétricas de alta frequência, 142
CREFITO, 58, 67, 71
Crioterapia, 141, 142

Currículo Mínimo, 58, 59, 61
Curva de Gauss, 38

D

Decreto nº 90.640/1984, do presidente da
   República, 73
Decreto-lei nº 938/1969, da Junta Militar, 53, 55, 69
Diatermia, 134, 142, 143
Dinâmica da história natural da doença, 38
Diretrizes Curriculares Nacionais, 50, 61, 62

E

Efeito piezelétrico, 138
Eletroestimuladores, 136
Eletroterapia, 18, 135, 136
Endurance, 122
Epidemias, 63
Era Vargas, 33
Escola de Reabilitação do Rio de Janeiro, 15, 16
Estado de saúde, 48
Esteira ergométrica, 121
Estimulação nervosa elétrica transcutânea, 136

F

Fase da pré-regulamentação, 55, 58
Fisioprofilaxia, 44
Fisioterapeuta, 53
   formado na Universidade de Brasília, 153
   regulamentação profissional do, 53
Fisioterapia, 10
   baseada em evidências, 11, 113, 115, 164
   científica e tecnológica, 11, 83, 101
   contemporânea, 12
   definições ao longo
      da história, 103
      dos anos, 105
   fundamentos de, 164

no Brasil história na linha do tempo da história da humanidade, 4

papel social no mundo, 87

periodização no Brasil, 3

primitiva, 88, 90, 91

procedimental, 10, 13, 16, 82

profissional, 10, 53

transição de modelos de formação e repercussões na, 81

Fototerapia, 139

Funcionalidade, 45-47

Fundação do Departamento de Eletricidade Médica, 7, 8

G

Golpe Militar de 1964, 33

Gráfico bidimensional, 39

H

Helioterapia, 92

Hemiplegia, 54

Hidrocinesioterapia, 144

Hidromecanoterapia, 145

Hidroterapia, 137

modalidades de aplicação da, 144

primitiva, 92

Hidrotermoterapia, 144

Hierarquia das normas, 23, 24

I

Idade

Contemporânea, 97

Moderna, 95, 96

Imagens radiográficas, 124

Implementação do serviço de Fisioterapia do Instituto do Raium Arnaldo Vieira de Carvalho, 7

Incapacidade, 46

Inep (Instituto Nacional de Estudos e Pesquisas Educacionais Anísio Teixeira), 62

Instrumental fisioterapêutico, 119

assistivo, 120, 126

de intervenção

profilática, 120

terapêutica, 120

diagnóstico, 120

Instrumentalização em fisioterapia, 163

Invalidez, 36

Iontoforese, 135

L

Lei, 24

nº 6.316/1975, do Congresso Nacional, 71

nº 8.856/1994, do Congresso Nacional, 74

nº 9.098/1995, do Congresso Nacional, 74

Lesão esportiva, 142

M

Massoterapia, 18, 132

Mecanoterapia, 146, 147

moderna, 95

primitiva, 92

Medicina

baseada em evidências, 114

física, 14

social, 40

tradicional chinesa, 92, 134

Meio

externo, 40

interno, 40

Modelo(s), 29

assistenciais, 29

biomédico, 34

biopsicossocial, 45, 47

conceito de, 21

contra-hegemônico, 48, 49, 84

da história natural da doença, 36, 40

de atenção em saúde, 31, 32

de crescimento populacional por décadas no Brasil, 31

de Dahlgren e Whitehead, 43, 44

de deslocamento escalar, 30

de formação, 29

em dupla-hélice publicado por Watson e Crick, 30

flexneriano, 40

hegemônico, 84

multicausal da história natural das doenças, 40

que incluem determinantes sociais da doença, 41

técnico-assistencial, 81

N

Norma, 23

Normalidade, 37

estatística, 37

Nosologia, 97

Nova classe de trabalhadores regulamentados, 23

O

Organização

em pirâmide, 26

política da sociedade, 25

Osteopatia, 133

P

Pandemias, 63

Paralisia infantil, 34

Parecer nº 388/1963, do Conselho Federal de Educação, 32, 35, 53, 67

Periodização da Fisioterapia no Brasil, 3

Poliomielite, 14
Política Nacional de Saúde Funcional, 44
Portaria MEC nº 511/1964, 35, 53
Pré-história, 91
Profilaxia, 44
Programa de
  Mestrado em Fisioterapia na Universidade Federal
    de São Carlos (UFSCar), 101
  Pós-graduação em Fisioterapia da Universidade
    Federal de São Carlos (UFSCar), 102

R

Radiação ultravioleta, 139
Radiografia, 123
Reabilitação, 13
Regulamentação profissional do fisioterapeuta, 53
Renascimento, 95
Revolução Científica, 96

S

Saúde
  conceito atual de, 45
  definição de, 35
  suplementar, 49
Segunda Guerra Mundial, 97
Senescência, 36
Sistema, 58
  COFFITO-CREFITO, 72, 74
  de Conselhos Federal e Regionais, 67
  de monitorização cardíaca, 121, 122
Suspensoterapia, 147

T

Técnico em fisioterapia, 56
Tecnologia assistiva, 40, 119
  moderna, 95
Teoria
  da hierarquia das normas, 55
  miasmática, 41
Terapia(s)
  física, 13, 119
    classificação da, 149
      primária da, 130
      secundária da, 141
  manuais, 132
Termoterapia, 134, 141
  por subtração, 135
  primitiva, 92
Transição de modelos de formação e repercussões
  na fisioterapia, 81
Tríade ecológica, 36, 37

U

Universidade
  de Brasília, 153
    como modelo de formação
      contra-hegemônica, 160
  Federal de São Carlos (UFSCar), 101, 102

V

Vibroterapia, 138

Este livro foi impresso nas oficinas gráficas da Editora Vozes Ltda.,
Rua Frei Luís, 100 – Petrópolis, RJ.